U0382501

刘静 著

仁医心语

中国社会科学出版社

图书在版编目（CIP）数据

仁医心语／刘静著 . —北京：中国社会科学出版社，2020.6
ISBN 978 - 7 - 5203 - 6465 - 2

Ⅰ.①仁…　Ⅱ.①刘…　Ⅲ.①医学—文集　Ⅳ.①R - 53

中国版本图书馆 CIP 数据核字（2020）第 085035 号

出 版 人	赵剑英
责任编辑	孙砚文
责任校对	李　沫
责任印制	王　超

出　　版	中国社会科学出版社
社　　址	北京鼓楼西大街甲 158 号
邮　　编	100720
网　　址	http://www.csspw.cn
发 行 部	010 - 84083685
门 市 部	010 - 84029450
经　　销	新华书店及其他书店

印　　刷	北京君升印刷有限公司
装　　订	廊坊市广阳区广增装订厂
版　　次	2020 年 6 月第 1 版
印　　次	2020 年 6 月第 1 次印刷

开　　本	880×1230　1/32
印　　张	3.5
插　　页	2
字　　数	65 千字
定　　价	28.00 元

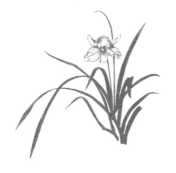

序 一

医生怀一颗圣洁之心，穷其一生去激起病人的信念，促进他们的健康和幸福，并从中获得自己的快乐和幸福。

"健康所系，性命相托"，病人期盼医生稳如磐石，值得依靠和信任。病人不需要所有问题的答案，需要的是医生能提供一条他能遵循的清楚而确定的路。

医生应当具有广博的知识和熟练的专业技能，但那仅仅是第一步，还必须睿智地把技能转化为在领域的影响力，成为这个领域的精神领袖；医生应当富有理解力和同情心，言之所及，病之所去。

仁 医心语

刘静医生的《仁医心语》，通过自己从医的经历，日积月累的医学知识和医学人文沉淀，用行动和思考诠释医学的使命，最终演化为自己对医学的认知。这是一个医生最难能可贵的品质。

传染病专科医院的医生，相比其他医院的医生，多一份职业暴露的风险和更多的社会责任。2020年，面对突如其来的新冠肺炎疫情，刘静医生照护、影响着血液透析患者这一特殊病人群，她用心、用爱暖化一切，带领队伍做到了既解患者之痛苦，又保院内无交叉感染。这是一个管理者的勇于担当。

《仁医心语》的字里行间，可以读到刘静医生对医学的挚爱、奉献；读到如何找到自己成长的路；读到如何把临床医疗和科学研究相融合，找寻基于循证的医学证据。这一切都是为了更好地为病人服务。

希望更多的人读到《仁医心语》，更好地理解医生。

北京佑安医院党委副书记、院长

金荣华

2020 年春

序　二

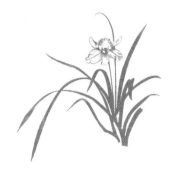

　　器官移植是 21 世纪医学科学发展的前沿领域，它是集内科、外科、病理科、药理科、医学影像科、医学免疫学、医学遗传学、医学心理学、医学工程学、护理学等多学科而成的一门新的学科——移植医学。

　　因此，对一名优秀的器官移植医生特别是科室的骨干和学科带头人的要求比较高，他们必须是具有丰富的临床经验，具有扎实的科研能力，勤奋好学、勇于创新、懂管理、肯奉献的复合型人才。刘静医生就是这样的人才。

中国医生群体有一个特点，他们很少把自己成长的过程和体会总结出来，写出传记与同行们分享。这可能也和他们的经历有关。比如我们这一代的医生，他们大多数的工作简历是"从一而终"，毕业后分配到一家医院，就一直干到退休。他们这一生接触最多的就是自己的研究生导师和科室的前辈，很少有幸广泛地接触更多的医学大家，得到更多的指导和传授。结果是依据他们自己或许比较局限的环境和个人的兴趣爱好出现了偏重分类，一类是比较能写，一类是比较能干。

器官移植医生的首要任务是临床工作，然而科研是提高临床水平的基本保证，更是技术创新的有力前提。因此，临床和科研二者是不可偏废的，是相辅相成的，同时具备这些能力，即"又能写、又能干"的人，才堪称"复合型人才"。

当然，对于一个学科带头人还有更高的要求，那就是要有较高的思想觉悟、政策水平和管理能力。这需要平时的学习、养成和积累，最重要的是实践。我想刘静医生之所以是很幸运的，是因为她丰富的阅历和经历。她转换了多家医院，也转换了多个学科领域。她师从我国著名的泌尿外科移植专家——管德林教授，她曾与肝胆外科专家卢实春教授一起工作，这是她最宝贵的成长经历；她经历了佑安医院两任院长——李宁院长和金荣华院长的领导，党的培养和领导的支持是她成长的根基；她有"三朵金花"姐姐（其实还不只三位），良好的学术环境更是她健康成长的土壤。当然，她事业的成功还离不开家人的支持，就连她的公公和婆婆都是她学习的榜样，所以说她真的是幸运的。但是，伴随她成长、造就她成功的最重要影响因素，还是她自己。如果不是她的严谨求实、勤奋好学，如果不是她的不畏艰难、勇于创新，就不会有她今天的成功。她不仅在临床领域为自己打开了一片天地，也在学术上形成了自己的独到见解。

我是看着她从一个普通医生成长为一个移植内科专家的。今天我又欣喜地看到，她不满足于自己在业务领域的成长，还专门研究了一个医学专家的成长过程，依据自身经验对如何培养一名优秀的器官移植医生和学科带头人提出了自己的想法，写出了这本《仁医心语》，真是难能可贵。我真诚地希望有更多中青年专家把自己的成长的过程和体会写出来与大家分享，这对我们的后人可能也是一笔财富。

刘静医生让我先看看初稿，提一提意见，于是我就先"读"为快了，于是就有了如上的体会，是为序。

解放军总医院第八医学中心全军器官移植研究所所长、

中华医学会器官移植学分会主任委员

石炳毅

2020 年 4 月 20 日于北京

目 录

CONTENTS

营养、免疫及肺炎 ……………………………… （1）

中国现代医学好医生的特色 ……………………（7）

现代医学：救命和社会安定的最后保障 ………（13）

临床医生的初心 …………………………………（18）

临床医生需要 SCI 文章证明医疗水平吗？ ……（24）

医生需要分析数据 ………………………………（31）

中西医如何比较？ ………………………………（34）

中国医学教育的偏失 ……………………………（41）

分享亲身体验，提高治疗效果 …………………（45）

医生的分工和护理观 ……………………………（50）

医生如何做到业务和管理兼顾 …………………（55）

从西医的规范治疗谈起

　　——中西医结合的创新专家石炳毅教授 ……（60）

强化医患沟通是科主任的重要职责 ……………（66）

如何建立良好的医患关系 ………………………（71）

医患沟通的典范

    ——卢实春教授 ………………………………（75）

中药抗排异治疗的先行者

    ——泌尿外科专家管德林教授 ……………（78）

移植术后调理的重要性

    ——北京移植界的三朵金花 ………………（84）

老年人的生命观

    ——从我的公公婆婆谈起 …………………（89）

记朝阳医院的中国援非医疗队 ………………（96）

佑安人永远靠得住 ……………………………（100）

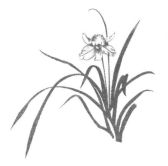

营养、免疫及肺炎

2020 年的重症和危重症新冠肺炎患者都出现了重度肺炎的 CT 影像变化（俗称"大白肺"）。全国重症医护人员的百分之十响应国家号召，冒着巨大的生命危险，冲向重症患者最多的湖北省武汉市，尽全力挽救生命岌岌可危的患者。普通人一般不知道、也难以想象医护人员抢救危重肺炎患者的艰辛过程。我也抢救过一位患者，当然和传染病导致的肺炎无法比拟，不用担心传染问题，家属也可以陪伴患者，不过抢救过程也是惊心动魄。

14 年前的某日门诊，一位 45 岁的男性来我的肾移植门诊就诊。他三个月前在一家著名医院做了肾移植手术。术后状态不是特别理想，术后肾功能血肌酐指标一直波动在180ummol/L左右。此次因发热伴胸闷、喘憋十余天，近三天越来越重，经肾友介绍到了我门诊。患者发热、咳嗽、呼吸急促，听诊双肺布满湿罗音和哮鸣音，从其做肾移植手术的医院带来的胸片显示双肺弥漫片状阴影，融合成大片（俗称的"大白肺"），于是紧急收住院治疗抢救。当时患者已出现严重的低氧血症。经过询问家属患者病史，再查体、各种化验和辅助检查，做出了初步诊断：ARDS（医学上称为"呼吸窘迫综合征"），重症肺炎、肾移植术后。

患者出现ARDS原因有几个：（1）因患者移植肾功能没有恢复正常，使用免疫抑制剂的用量不合适，致使患者的免疫功能低下，出现肺部感染；（2）患者因为忙于工作，对肾移植术后出现的一些微小变化不敏感，导致移植肾功能异常加重和免疫系统失衡诱发机会性感染，拖成重症时才换医院；（3）患者还有高血压，移植手术很成功，但是手术医生针对高血压患者的降压药物使用经验不足，导致术后肾功能恢复出现了问题；（4）最关键的也是平时常常被忽略的一点是营养问题，他平时身心负担压力一直很大，导致移植肾得不到足够休养和适应。在症状急剧加重前一周内因为忙于完成一个项目而废寝忘食，最终导致免疫系统功能低下，各种症状加重。

病情为什么进展这么快？这次诊治新冠肺炎专家组成员都提到了"炎症风暴"这个名词。这是感染后在体内发生的严重病理生理反应。"炎症风暴"就是，病人的感染激活了肌体的免疫细胞，造成免疫细胞的过度损伤。正常的免疫是保护，过度的免疫是损伤，不但导致肺的损害，还会引起肾脏、肝脏、心肌等器官的损害。有的早期发病并不非常凶险，后期各个重要脏器发生衰竭是致死和病死率高的原因。

在从医的几十年中，肾移植术后出现这样凶险情况也时有出现。一旦进入这种状态，我们的治疗很难使患者渡过难关。

将患者收入院后，我带领的团队调整了免疫抑制剂方案，增强抗感染治疗、少量激素、营养支持治疗、持续血液净化治疗等方案，同患者家属动态沟通病情，同患者进行了详尽沟通。让我感动的是无论是患者还是家属都给予了我们无限的信任和积极的配合。生命相托会迸发出医护人员更强的责任感和使命感。在每天的临床和治疗方案调整中，病人的病情慢慢地、一点点地从凶险进入了稳定平台期，经过二十多天医护的全力以赴的救治，病人的情况慢慢变好，肺片片状阴影逐渐改善，几个月后患者彻底康复。现在这位肾友仍然在工作岗位上发挥其才能。14 年过去了，我们每年见一次面，他现在肾功能稳定，血肌酐稳定在 190 - 200ummol/L。

之所以引用这个案例，主要是因为这样的患者康复率是很低的，预后往往有两种可能：一种可能就是患者离世；另一种可能就是患者保住了生命，但移植肾失功，进入血液透析治疗。严格地说患者的离世不仅是免疫系统低下导致的肺炎，而是长期缺营养导致免疫系统和其他系统"饿死"了，不能正常发挥其功能。实际上患者的心脏、肝脏、肺脏、大脑等重要器官都有不同程度损伤。我救助这个患者成功的主要因素总结有几点：一是抢救期间停用所有免疫制剂；二是补充人血白蛋白、免疫球蛋白、血浆等血制品；三是最关键的，每天查房都鼓励他吃营养食物，病人尽全力配合，吃完每天要完成的食物量，坚强又乐观！这样才能让血液系统和免疫系统等人体器官有足够的营养制造白细胞，及时产生杀灭病毒和细菌的抗体；四是持续的血液净化治疗，来改善内环境等。

这位患者是幸运的，他不仅能够通过饮食摄入足够量的营养，而且还有亲人陪伴身边，让他随时放松，避免因为紧张、焦虑、恐惧而消耗过多的营养。国家现在也已经注意到了营养对新冠肺炎患者的重要性。针对方舱的群体患者，在用中医治疗的同时为患者提供了足够的营养，避免了轻中症患者变成重症患者。因为一旦病情恶化，呼吸机和吸痰机一用，患者就无法正常饮食。无论是鼻饲还是使用球蛋白等血浆制品，都很难满足有些长期缺营养患者的康复需求。所以人们平时一定要注意劳逸结合，保持足够量的高质量营养摄入，让体内血液系统和免疫系统可以根据需要随时制造白细胞等人体防御系统来杀死"外来入侵者"。无论是抗生素或者抗病毒药物都是外因，最终都要依靠免疫系统的内因起作用。

这次成功地抢救患者，标志着我可以独当一面处理肾移植术后危重症患者，为我未来的临床工作建立了信心！

中国现代医学好
医生的特色

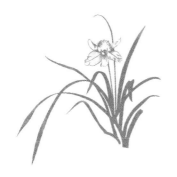

　　当今中国的医疗体系分为传统中医和来自西方的现代医学。现代医学的发展趋势是目前医生所从事的工作会越来越被科学技术的成果所替代。比如各种化验及医疗设备的家庭化、信息化；各种用药方法的标准化、药品销售的网络化；机器人开始替代外科大夫和护士做精密手术；疑难杂症的专家远程会诊，等等。但是这也导致了治疗费用的大幅上升，比如各种昂贵的诊断和治疗设备，各种特殊的药物，动辄替换人体组织的人造组织，等等。设备和药物决定了诊疗，判断医生是否优秀的标准越来越趋向于对患者的态度、交流的耐心细致以及对设备掌握的熟练程度了。当然这些标准对任何医生都是最最基本的要求，诊疗的方案最终是需要医生综合判断的。

应该说依据现代医学为主的中国医生和外国医生既有共同点也有不同点。最主要的不同点是：（1）中国有传统中医，只要人在中国出生和成长，必然会受到中国文化和传统医学的影响；（2）中国广大医护人员都会践行中国传统——"一方有难，八方支援"的理念，会根据祖国的召唤随时去陌生危险的地方支援当地医护人员，无论是抗震救灾还是救助大规模流行传染病的患者；（3）西方国家对医生的要求很细，极为规范，绝不能从事跨学科的咨询建议和诊疗。中国则相对宽松很多，除了少数追随模仿西方医学的医院外，一般医院的医生都可以跨学科用药和给予非药物的营养建议。

基于中国和欧美的社会文化不同，除了作为服务行业的职业要求外，中国好医生还应该有自己的特色，我个人的看法主要有以下几点。

1. 向患者学习

我国的医科大学虽然属于高等教育，但是学习的本质仍然是以死记硬背为主，基本上是高中的延续。这就决定了医学生直到毕业工作为止，形成了"考试"思维模式，一切依据权威（书本知识、老师指导、药厂说明）判断。权威绝对要遵从，和权威不一样的一定是错误的。胆小一点的不敢越雷池一步，完全没有想法。胆大一点的做实验，但是缺乏理论指导，所以最终用西方的 SCI 杂志来判断是非。但是中国文化有一个特点，熟人之间可以互相分享人生经验和失败的教训。目前改变不了医学教育模式，但是可以改变医患关系，医生和患者可以建立平等关系，虚心向患者学习，既可以学习患者如何对待自己的疾病，如何选择治疗方式，又可以学习患者的工作经验，处理矛盾的方式。逐渐将"考试"思维模式变成接纳包容的创新模式。

2. 用中医的思维

毛主席说过，"中国对世界有三大贡献，第一是中医"，"中国医药是一个伟大的宝库，应当努力发掘，加以提高"。西方基督教新教不相信权威的文化产生了现代医学，中国文化产生了中医。中医思维强调最后的结果，不择手段。西医强调手段的科学性、可监督量化性。中国西医实际上也并没有完全遵循西医的模式。比如用激素治疗"非典和新冠肺炎"，这在西方医学中是不可思议的，除非患者急危重时才考虑使用。但是中国西医基于药物的作用机理、有效且可控的副作用就可以尝试和探索，以此来挽救更多患者的生命。西方对药物适应症是极其严格的，除非官方正式发文修改，医生一定要"见死不救"，医生冒风险使用药物或改变治疗过程，哪怕有好效果，不吃官司也会丢掉医生执照。

中医思维需要建立从不自觉的应用到主动自觉的探索。有些中国西医反中医的本质是反对其"不择手段"。但是有多少西医没有开过中药，没有吃过中药？运用好中医思维，将中医的"不择手段"变成可控、可监督，实现完美的中西医结合。

3. 关注大脑健康

药物的研发可以不用考虑人的具体状态，但是治疗则和人的大脑有关。大脑决定了人的言谈举止、各种体验感受以及情绪和意志，等等。人体的各种疾病首先会让大脑体验到不适或难受。由此引发各种想法，反过来会影响人的体验。健康的大脑不仅会实事求是，不让负面的想法影响疾病治疗，而且还会依靠意志来创造积极的体验，加速疾病康复。中国不同于西方国家将患者的大脑健康委托给心理咨询师，而是要通过和患者建立信任关系，减轻患者的大脑负担，积极配合治疗，不恐惧，有信心，快乐面对疾患。

4. 家庭治疗

中国和西方有一个非常大的区别是中国文化强调家庭文化，家人和亲戚、好友、闺蜜对人大脑的影响非常大。中国文化是"三分治七分养"。一个好的家庭环境和好的朋友圈对人疾病的康复起着很大甚至决定性作用。了解患者的家庭环境，对其家属和亲戚做工作，为患者创造一个轻松快乐的生活环境是中国医生要承担的工作，因为目前我国的医院还不允许西方医院采用的心理咨询师、社工参与治疗的模式。

5. 营养

现代中国社会有一个很大的误区，把肥胖当成营养过剩，把血液中各种蛋白质含量偏低但是没有低于下限判断为营养正常。很多人强调清淡饮食，但是却不知道清淡饮食的具体蛋白质、脂肪、各种维生素等营养物质的含量应该是多少。蛋白质是动物蛋白质还是植物蛋白质？人体免疫力来自于免疫系统，免疫系统需要什么样的营养才能制造出白细胞？具体到病人身上，每日营养摄入是根据体重计算还是根据脑力劳动或体力劳动量计算？国外研发的药物用量是基于其国民的饮食营养决定，具体到中国患者，是根据患者饮食调整用药量还是要去让患者的饮食结构有些改变？患者消化系统弱是天生遗传还是后天营养不良影响？很多疾患和营养有关，治疗和康复同样需要营养支持。患者的营养需求很难标准化，更需要医生了解具体情况提供解决方案。

这些好医生的特色主要来自于我作为医生了解到的著名专家们的优点和我作为病人接受专家们治疗和康复的各种体验。其次是来自对国外医学和医生，尤其是美国医生的了解和认识。我个人学识极为有限，挂一漏万，抛砖引玉，衷心希望中国的好医生具备更多的特色，能够为患者提供更好的服务。

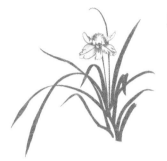

现代医学：救命和社会安定的最后保障

中国中医的思路是如何维护人体健康，现代医学的出发点是如何救命。二者的交互点是中医维护健康的同时也可以挽回一部分危重病人的生命，现代医学负责挽回大部分危重病人生命，人的健康领域交由非处方药、保健品、运动、心理咨询、食物营养等领域负责。

如果用中医的思路和实践去要求根源于西方资本主义和科学技术的现代医学，结果肯定会发现西方医学有很多问题。比如目前现代医学是治不好绝大部分病毒感染的疾病的，尤其是呼吸系统的病毒。现代医学的方法就是在家休息，多喝水，多吃水果，增加免疫力，等着病毒刺激人体免疫系统产生抗体杀死病毒后人就痊愈了，一般时间是十至十四天。如果人的免疫系统太差，病毒大量繁衍，开始伤害人体其他器官，就会面临死亡的威胁，现代医学就会采取各种急救的方法维持人体各个器官功能，无论是注射免疫球蛋白还是上人工呼吸机等，直到人的免疫系统发挥足够的威力杀死病毒为止。当然如果人体素质太差，很可能救不过来。中医则是在病毒感染的萌芽状态就采取方法抑制病毒。如果免疫系统被激活，人会出现各种不舒服症状，中医也会及时调整用药，避免其他系统出问题。如果患者病情极重，中医基本就放弃治疗。

现代医学一般不会放弃对危重病人的抢救，尤其是还有一线希望的病人。抢救病人不仅仅是为了维持生命，更主要的是病人、家庭、社会之间有着方方面面的联系。我曾经抢救过一位看起来毫无生命希望的病人。他是肝移植患者，平时一直很好，有一天突然昏迷，到医院后头颅 CT 显示是颅内出血。从医学角度分析，患者只能维持到彻底失去生命体征，毫无希望。但是患者有很多家庭和工作的事情需要交托，否则后事特别难办。我根据患者突然昏迷的情况，估计应该有一个"回光返照"的时间段。选择合适的抢救方法，全力以赴，尝试着、期盼着，守望着"昙花一现"的出现。于是我让家属不要离开 ICU，经过几个小时的抢救，终于使患者清醒了4个小时，随后就离世了，家属们对我感激万分。也许，这是一种难以解释的特例吧。

毕竟现代医学通过紧急抢救让垂危病患康复的可能性并不大。现代医学对社会安定、和谐承担着责任和义务。实现这一责任和义务最主要的方法就是通过建立一定规模的医院，标准化的治疗，让瞬间出现大量恐慌的患者得到及时救治，避免出现导致社会巨大损失的政治、经济混乱。在这方面只有中国现代医学才能做到。欧美国家的医疗系统不可能准备很多空余的病床和医护人员等待大规模疾病发生，其军队系统也没有像中国人民解放军那样是为人民服务的。所以 2020 年新冠发生时，某些原因导致了社会恐慌而且几乎压垮了武汉当地的医疗系统时，正是人民解放军冲到了前线，降低了人们的恐慌程度，为后来建几十家医院、全国医护人员支援湖北、采取中医治疗的方法赢得了时间，提供了社会安定的环境，大大加强了全国人民坚定信心、同舟共济、坚决打赢疫情防控的人民战争、总体战、阻击战的决心。

现代医学之所以能起到救命作用，并非是由西医理念本身，而是由西方先进的科学技术和生物学、解剖学等领域决定的。各种化学药物和生物仪器设备决定了人体可以暂时被外力强力控制。西方资本不会投重资将中医的各种药物提纯或进行化工处理，因为药厂不会取得专利权。人性决定了人只有在即将失去生命的时候才会"破财"。现代医学出自于资本主义，资本为了利润，当然要致力于研究和生命直接有关的药物和器械，比如研发治疗肝脏病毒的药物，制造人工肝和人工肾，开展器官移植手术，今后还会出现3D打印的自体干细胞培养出的器官，等等。

所以要想将中药变成救命药，国家不仅要重资持续投入中医领域，而且也要重资投入精密化工、生物仪器等领域。

现代医学目的是救命。无论是英国的全民免费治疗还是美国的市场保险治疗，基本上对小病、轻病采取的方法全是一样，吃止痛药、非处方药、保健品、多喝水、依靠自身的免疫力；各种检查也需要排队；把小病拖成大病，大病要死了才紧急救治。针对很多不是很快失去生命的慢性病，比如"三高"、精神病等，欧美会提供改变生活方式、心理咨询、药物等多种解决方法。他们的另一个非常好的方法是让患者和家庭医生建立亲密信任关系，对提高患者治愈的自信心有莫大的好处。

中国人比外国人幸运的是目前中国的传统中医药可以起到防止未病、小病、轻病拖成大病的作用。如果坚持研究，也完全可以广泛地应用到大病、急症上。现代医学不应该是为了证明西医比中医有效，而是应该更好地利用科学技术，互相借鉴，互相促进发展，让人类健康快乐地度过一生。

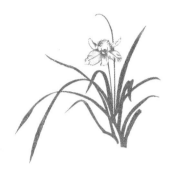

临床医生的初心

我作为 30 多年来一直在一线科室治疗患者、安慰患者和家属的医生，和中国绝大部分医生的发展经历都不太一样。首先是更换了好几家医院，其次，最重要的是工作横跨了传统意义的内科和外科，从内科的心血管、肾病专业到外科的器官移植术后内科管理，最后在多学科的血液净化专业。一路走来，所有的经验教训都是由病人的生命换来的。我常常想，生老病死是人正常的生命过程。我们的社会只强调了生活的意义，没有多少人去研究总结治疗失败或者无能为力的经验教训。我们也没有像欧美那样，死后要解剖，看看到底是什么原因导致人的死亡，促进医学诊断和治疗的发展。我婆婆去世后将遗体捐给了首都医科大学供学生上解剖课。但是这并非她的本意，她生前经历过很多病痛，西医基本治不好她，而且还出现误诊，所以她希望死后能够彻底解剖她，看看到底是什么病，这样避免其他人重复她的痛苦。

和我婆婆类似的人至少上亿。他们不是癌症、不是心脏病，最终死亡原因表面上是"脑血栓"卧床导致的肺炎。实际上中国医学界并没有从他们去世中得到丝毫有意义的研究结果。

当然我婆婆并没有白死，她生前让孩子们都拥有了很高的医学素养，所以在婆婆去世后，一家人在研究了她1960—2008年的病史和生活史后，得出了一个很简单的结论：婆婆长期被误导导致大脑缺营养，进而出现了一系列症状，比如神经官能症、冠心病、糖尿病、失眠障碍、抑郁症，心肌缺血等。这个结论不仅对家人有意义，而且对我的患者也有非常积极的指导作用。

实际上对我婆婆的研究思路可以广泛地应用在从青少年到老年人的整个群体中。这就牵涉一个特别关键的问题，临床医生应该怎么研究病人，应该如何把个体案例总结成为能够让他人受益的经验教训。或者更深入一点，医生应该如何表述自己的经验教训。

我认为当今我们临床医学界被所谓的 SCI 文章浪费了大量的时间，哪怕影响因子再高，文章对临床医生的帮助不仅很小，而且也影响了个人专业的深度和广度的发展。这实际牵涉了哲学观点。我们是通过解剖麻雀式的演绎法，从个体推测出共性，还是积累搜集一部分案例，用归纳法证明结论错误的可控性。很遗憾，我们现在接受了美国的哲学思路，用统计学的归纳法做研究，搜集整理有共性的病人，而不是针对病人本身从家庭到饮食及各种疾病的研究。

我的一位友人，在微信中和我探讨"生命和 SCIENCE 和 NATURE 论文"：基础的大众服务都没有做好，整天编论文，"忙着做着服务全人类的工作"。由此引发我更深入的思考：医生的责任是什么？医生要会看病，看好病，服务于病人，那么医生的科研工作是什么？科研目的是什么？这次武汉发生了新冠肺炎疫情，国家派出去了第一批专家，应该发现了少量的人传人的现象，也许病案数不足以构成统计学归纳样本数，所以得不出人传人的"科学"结论。但是实际上如果结合过去有些冠状病毒人传人的危害性，结合少量的案例，通过"解剖麻雀"，完全可以提出人传人的风险。实际上第二批专家到武汉后也没有得到足够"科研"数据，只不过因为钟南山院士的威望，才终于接受了人传人的结论。之前的医学研究完全没有起到对临床医护人员和患者及社会的帮助作用。

现在国内评价医生的最主要标准就是看医生在国际杂志上发表了多少SCI文章，有多少影响因子，实际上已经误导了整个临床医学界。绝大部分医生都急功近利赶写SCI文章来满足医院的要求，当然医院也有来自上边的压力。但这些SCI文章有多大用处呢？据说中国写SCI文章要给国外天文数字的款项（国内有数据统计）。这样的结果是临床医生没有精力去发展人文知识、对疾病的认知也不深刻，而且国内医学教育欠缺对医生科研思路训练，以至于出现了很多写手，替医生胡编乱造文章。如何使临床医生回归本质和初心，使他们在人文方面更多学习，比如如何同患者说话沟通，如何对患者讲述这个疾病发生发展的情况。这次新冠疫情暴露出医学界的很多问题，希望国家、政府针对临床医学界制定出的政策更偏重于针对帮助很多疾病中的人，而不是很多人中的疾病。医学是实践科学，在从医过程中反映出医生的人文关怀、专业水准、对生命的认识。医生要多和病人、家属沟通，让病人和家属知晓疾病的发生发展过程，和病人、家属共同努力战胜疾病，而不是充当高高在上的病人救星，避免制造和激化不必要的矛盾。

我的一位友人开诚布公地和我说："第一，医学界有些基本概念，比如怎样当一个合格医生，现在都是乱的，需要重新的认识澄清。第二，关于医疗问题，许多医疗卫生公共政策问题需要顶层设计。合格的医生、好医生一个基本前提就是需要有人文精神。当一个合格的医生，或怎样当一个好医生，这是社会发展到今天，老百姓的呼唤！我感觉到中国改革开放后40多年的发展，虽然经济上去了，但是，公共医疗政策发展不平衡、不到位，当然国民的思想认识素质也是有差距。"

美国篮球巨星科比因为飞机失事离开了世界。他2016年退役后，曾描述自己退役后的生活："对我而言，讲故事是放在第一位的，我就是写作、描绘、创造一些能够激励下一代运动员的故事，我希望这些故事能够给下一代运动员带来些什么，我想教给他们的，不只是体育，还有生活。"作为一位快退休的医生，我也有责任和我们的年轻医生聊聊怎样做好一个医生，呼吁我们的国家政府出台更加务实的顶层设计，呼吁我们的社会更加理性认识、理解广大的医护人员。在我们一生的职业生涯中能够幸福地帮助人摆脱疾病，快乐生活，而不是经常看到、听到被患者伤害的消息。

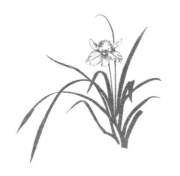

临床医生需要SCI文章证明医疗水平吗？

让临床医生发表科研SCI文章证明自己的医疗水平，就和让律师写文章证明自己辩护水平高超一样，是非常荒谬可笑的。因为医生和律师都是直接解决人的具体问题的实践性极强的职业。至于让医生发表SCI文章则是对中国临床医学发展的毁灭性误导。这在2020年新冠肺炎对中国社会的伤害上得到了悲惨的验证。正如中国科学院院士、中国科学院地理科学与资源研究所研究员陆大道毫不讳言地指出："中国的科研资金、方向正被西方国家的SCI所支配，我们的科研人员贫于创新、贫于思想。"科学研究到底给国家的发展做出了多少实际贡献成了问题。

巨额投入带来了低产出，以 SCI 论英雄、论人才、论业绩，这类量化指标的局限性、欺骗性已经暴露出来。实践证明，研究并解决中国社会独特的问题，才能体现社会科学研究的价值所在。

科学研究的目的是什么？是探索发现真理，并推动社会进步。一切科研的评价都应该把促进这一目标的实现作为其宗旨。如果把国际期刊与论文数量、影响因子作为评价体系标杆，迷信国外的学术载体，将其权威化、神圣化，而不是以创新与质量为依据，以对自然与社会的认识水平为依据，以是否推动社会进步为依据，迫使学术与科研评价体系简单化、武断偏颇，而且使科研与学术偏离了自身的终极目标，走上歧途。即科研不是为了解决实际问题、探索未知，而是为了满足指标，这样丧失了科学精神，并进一步形成西方崇拜与西方迷信的状态。

SCI 是 Science Citation Index 简称，是由美国科学信息研究所（ISI）1961 年创办出版的引文数据库，是当前以英语刊物为主的国际性索引，其目的是引导人们首先查阅被引用文章多的刊物，以 SCI 影响因子的多少显示引用量的高低。由于目前科研领域西方还处于领先地位，所以中文期刊被接纳和引用的数量少得可怜。很多机构不仅要求在被 SCI 接纳的刊物上发表文章，而且还要求不低于某个 SCI 影响因子。这就决定了临床医生要想发表 SCI 文章，只能发表在欧美的英文期刊上（绝大部分）。这就误导了临床医生的发展道路。

SCI 除了要付出高额版面费之外，很多人不知道的是很多名刊是有相对固定的作者群的。即使你的文章非常优秀，也未必能被刊物接纳。

首先，临床医生必须要具备写英文文章的语言能力和查阅跟踪大量刊物的时间。因为欧美对文章水平的判断之一是文章结尾的文献引用量。不知道有多少临床医生，尤其是三甲医院的医生能有足够的时间维持英文能力和查阅文献。其次，临床医生都是面对个体病患，是解决综合性问题的。在复杂症状中找到共性，通过一定的数据形成统计性分析不仅耗费大量时间，而且最终形成的结论不是治疗疾病，而是变成了统计某种药物或治疗方法的有效性。中国现阶段，临床医生接触患者数量是有限的，符合入选标准的数据更少。由于样本量的不足，医生所写的论文更多的像临床经验的总结，而不是成为指导别人实践的理论学说。再次，影响因子比较大的期刊有很强的导向性，大多会有一个审稿和作者圈子，不但中国人很难进入这个圈子，美国人也很难进入，即使你的科研成果再先进，论文写得再规整，如果没有得到圈子的帮助，照样很难发表。由此而来的是中国出现了很多刊物中介，中介就可以实现从设计到刊物发表等"一条龙服务"，引发了大量撤稿的丑闻，形成了商业公司参与的交易行为。最后，一个根本性问题，就是我们的任何科研成果只有登载在欧美期刊上才得到认可。不少学者至今仍然称"国际一流"与"国际热点"，有些学者公开认为："现在我们还没有能力对西方的科学技术进行挑战"，"还是还要按美国人的思想和模式进行研究"等。将外国人的研究方向奉为自己的方向，研究领域、科学问题、研究思路等大都是从别人那里"引进"的。这样的研究成果也较易于被西方"国际主流"所接受、所赞扬。国内医学期刊大多不被 SCI 认可，所以即使发了文章也没用。这就意味着事实是中国医学不过是欧美医学的一个分支，只能依照欧美引导的方向发展。

据统计，2016 年 SCI 收录中国学者英文论文321266 篇，科研经费成本 295.56 亿元人民币（包括少量国内英文版刊物）。单是中国学者在国外刊物发表文章的版面费，有专家粗略估计每年达到数十亿人民币。而中国改造"辽宁号"航母时，购买"瓦良格号"的花费为 2000 万美元，折合人民币 1.3 亿元。改造"辽宁号"航母的花费总计约 24 亿美元，折合人民币 220 亿元。此外，我国的科研人员完成的论文发表在国际期刊上，国外的刊物有出版权，国内同行想阅读这些文献，国内的科研单位又不得不花费巨额资金购买国外文献数据库的使用权或者订购国外刊物。粗略估计，我国"211"高校每年购买国外文献数据库的使用权花费大约十几亿元人民币，这笔费用仅仅是一年时间的使用权，并没有购买到永久性的文献。

我们的 SCI 论文给谁看？实际上都在免费为西方"打工"。在科研评价这个指挥棒下形成的对国际数据和期刊的依赖性，直接导致中国优秀论文争相到国外期刊发表，中国的科技成果无偿由国外编辑评判，创新成果最先在国外期刊首发。

汤森路透发布过一则《全球最有影响力的科研精英》报告：列举了 3000 多位来自全球的"高被引科学家"（Highly Cited Researchers，简称 HCR），其中 107 位是来自中国大陆的科研人员。该报告认为：这些科学家正影响着各自的科学领域，乃至世界的未来发展方向。报告还分析了这 107 位中国科研人员的学科分布，按照人次数量依次为：化学、材料科学、工程技术、地球科学、数学、物理、计算机科学、分子生物与基因、生物学与生物化学、环境与生态、农业科学、植物与动物、微生物学、免疫学。科研成果是国家非常重要的战略资源，不仅体现了一个民族对自然与世界的认识水平，更重要的是现代尖端科学的研究成果往往关系国家的军事、国防、政治、经济与国计民生。

我们不禁要提出：这些人才，包括最高"学术称号"人才，是我们中国人自己选出来的吗？这难道不说明：SCI 及西方杂志的编辑部，远程间接操纵了我们的人才选拔，间接支配与操纵了中国大笔资金的投向。

SCI 基于纸媒，其涵盖的刊物必然有限。同样纸媒所能容纳的文章数也极为有限。随着电子刊物的发展，相信在不远的将来必然会以新的方式显示刊物和文章的重要程度，而非 SCI 因子数。临床医生完全可以根据自己的需要在相关刊物的电子版上发表个案研究和临床治疗的一些共性进行临床经验的分享，而非牵涉很多精力和时间满足欧美期刊的需要。

本篇参考文献

1. 詹媛：《中国何时能有世界闻名科技期刊》，《光明日报》2018 年 11 月 6 日第 8 版。

2. 刘彩娥：《把论文写在祖国大地上——国内科研论文外流现象分析》，《北京工业大学学报》（社会科学版）2018 年第 1 期。

3. 施一公：《在中国留学人员联谊会第三届年会上的主旨演讲》，2014 年 9 月 16 日。

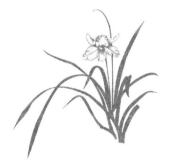

医生需要分析数据

　　我在北京佑安医院普通外科（主要在肝移植领域）工作期间，具体在全国著名肝胆外科卢实春教授领导的团队（当时卢教授工作还在佑安医院，2014 年 1 月 24 日才调入解放军总医院任肝胆外科主任）里从事肝移植术后病人免疫抑制剂调整等相关内科管理工作。佑安的外科团队是严谨、务实、战斗的团队。平时我同大家一道参与查房，聆听卢教授每天早交班的早训、术前评估、疑难病例讨论、大查房，有时到手术室去观摩肝移植手术、脾切断流术等。我负责佑安医院加入的全国肝移植登记录入系统的数据采集、肝移植术后的临床药理机构的试验工作，在那里我得到了全面的锻炼和培养。全国肝移植登记录入系统的数据采集工作在许多医院是由护士、实习生等非临床医生完成的，因为数据录入本身是枯燥而且耗费很多时间。记得有一次卢教授同我讲："我在德国工作时就曾经做些数据的录入工作，也是为了生计。但最终坚持下来，它提高了我的科研组织能力和临床的实践能力，让我终生受益。"很多年前，我的先生经常跟我讲："你要做个数据库或我给你做一个简单的数据库，把你的肾移植、肝移植病人资料录入进去，录入过程看似繁琐重复，实际上会帮着你提高对数据的敏感度，对病人的诊断和治疗会有很大的帮助。"我先生的话当时并没有警醒我，我只是让护士将肾移植病人资料录入先生帮我做的数据库中，偶尔看看数据库的分析结果，有益处，但是并没有上升到非数据不可的层面上。在听了卢教授的话之后，我开始意识到数据的重要性。于是我在看病之余，集中精力录入数据，不是简单地敲键盘，而是相当于对过去治疗过程的反思。我对许多概念、指标和疾病诊治过程中出现的问题有了更深刻认识。现在很多医生只是针对患者最新的化验单做诊断，除非极个别的老病人，否则不可能记住众多患者的各种数据的变化和数据之间的关联性。我在诊疗患者过程中，可以更加有意识地客观化、规律化，可以考虑多种因素和多方面条件，为患者提供辩证和个性的治疗方案。比如我的一位患者突然低密度脂蛋白严重超标，要是根据一般思路就要考虑开降脂药了，以防万一。但是我从其以往的数据分析，觉得他这次指标严重偏高一定是有意外发生。于是询问他这两天有什么变化，他回忆说头天晚上吃了非常多的瓜子花生，也就是说，吃了很多植物脂肪进去。看完这次门诊后，我叮嘱他停掉瓜子花生等坚果，一月后复查血脂四项检测恢复正常。虽然现在还没有人研究植物脂肪和低密度脂蛋白的关系，但是至少我会把患者的低密度脂蛋白和植物脂肪联系在一起了。

中西医如何比较？

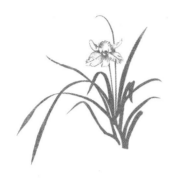

　　自从一百多年前西医进入中国之后，中西医的矛盾一直无法调和。很多人说是西方利益集团一定要打垮中医。在民国时期的确有很多学者要求废掉中医，但是1949年中华人民共和国成立之后并没有西方利益集团参与，卫生系统仍然要废掉中医，当然也可能当时是学习"苏联老大哥"。不过中医作为中华文明几千年历史和文化的保障者，不可能被真正废掉！中国文化是"滴水之恩，当涌源相报"。中国有多少人没有看过中医？中国又有多少人没有吃过中药？也存在一些比较可笑的例子，比如，远之有一直要废掉中医的名人胡适，被中医救活后还嘴硬，说中医是糊里糊涂治病。现在有武汉新冠肺炎康复者，被中药救活后还声称自己是中医黑，绝不相信中医。

中西医的最本质区别是自由和垄断。只要愿意，谁都可以做中医。自己采药、种药、到中药房买药、自己配药。中医既可以拜师学习，也可以自学成才、无师自通。中医强调的是悟性，也就是创新发展、融会贯通，所以出了很多名医。当然也容易出骗子，有认真治病的好医生，也有故意治不好，可以持续挣钱的坏医生。祖传秘方偏方传男不传女，但是关键还是靠疗效证明。中医的生存完全靠疗效。真正的好医生也不会趁人之危发横财。西医则是完全垄断，没有经过统一门槛的训练是不能成为医生的。大部分药物也是只有医生同意开出处方患者才能得到。医生必须遵循各种医疗规范，而且还要有各种资格证。实际上只要患者足够了解自己，各种化验仪器家庭化、信息化，只要药物能够完全放开销售，去医院的人会大幅减少。欧美因为医疗费用昂贵，所以市场上会有大量非处方药和保健品。很多人有轻微疾患一般会自己在家休息，依靠自身的免疫力战胜疾病，而非去医院。

我和家人接受的是现代医学或者说西医的教育。但是就我几十年的临床医学观察来看，但凡是根据西医思维使用中医药的，比如将中成药等同于西药，用按摩缓解疼痛，等等，基本上对中医是持否定观念的，中医药肯定会逐渐消亡。但是用中医思维使用各种药物的，效果就比较好。远之如美籍华人何大一发明的治疗艾滋病的鸡尾酒疗法，就是中药的配伍思维。我的专业领域，很多专家都使用多联免疫制剂加中药维持移植器官的功能和患者的健康，这出自于中医的个性化治疗，通过不同药物的加减来维持患者和器官的长期存活，降低长、短期的并发症。

很多专家用西医实验室的思路研究中医，比如用高浓度植物提取物液体去杀灭细菌、病毒，是犯了基本的错误。过去生产的中药注射液，比如柴胡、鱼腥草，过去是肌肉注射，问题不明显，但是如果改点滴直接进入静脉血液，副作用就比较明显。很多中医为了证明中药依据西医的标准有疗效，往中药里加西药，看似有疗效，实际上更加糟糕。

　　现在流行的中西医的争论基本都脱离了医学的本质。西医说自己是科学，中医说自己是哲学；西医说是治病，中医说是治人，等等。西医通过科学技术用分子、细胞否定中医，中医的元气、精气、经络，却得不到现有科学技术的证明。当然如果中医有话语权，让西医证明西药如何改变精气、元气，西医也没有办法。所以中西医矛盾看起来无解，最终中医只能用疗效证明自己。无论是民国时期还是现在都是如此，结果把医学问题变成了政治问题。

　　那么中西医是否可以直接比较？从医学的本质来说中西医是可以比较的。大家都知道中医的基础是阴阳平衡、五行相生相克。疾病就是阴阳失衡，五行乱套。现代西医也是平衡，内环境稳态。如果内环境失衡，就是疾病。无论中西医都是要找到导致失衡的因素，然后用各种方法消除这些因素，帮助人重新回到平衡状态。比如西医认为病毒、细菌是导致失衡的因素，只要将病毒、细菌消灭掉，人就正常了。中医认为邪气是导致失衡的因素，只要扶正祛邪，人就健康了。西医的方法是通用标准，药到菌灭。中医要根据人的具体情况决定扶正为主还是祛邪为主，抑或二者同时进行。如果没有方法灭掉"超级细菌"或大多数病毒，西医只能寄希望于提高免疫力。如果人太弱，"正"总是扶不起来，或者邪气太重，中医要么下虎狼药、偏方撞运气，要么就没办法。

我所从事的医学领域是器官移植。按理说纯粹是西医的治疗模式。但是也有个别案例说用中药避免了肝移植，延缓了肝细胞坏死的时间。这些都需要研究，而不是直接否定。因为医学既要救人，又要考虑其经济性。这次新冠肺炎要不是党中央的伟大决策，提出财政包干，不知道有多少人会因为付不起 ICU 各种昂贵的治疗费用而放弃抢救。也感谢党中央对中医的强烈支持，极大地避免了新冠肺炎从轻中症变成重症。政府出台政策，不再唯 SCI 文章为重，实际上是扭转了科研方向，对中西医的良性结合会有莫大的益处。

中西医对药物的研发和认识是有极大区别的。中医积累了几千年的各种标准药方、偏方需要大量资金和人力的投入才能让它们科学化、可监督化。屠呦呦的青蒿素治疗疟疾的研究是举国之力才完成的，投入完全是不计成本的天价，也不考虑丝毫的经济收入。目前的科研经费和人力投入根本就无法重复这个研发过程。私人资本控制的西方药厂研发药物不仅要付出巨大成本，而且还要考虑收益。他们的研发思路是建立疾病模型，从自己研发的几十万上百万种化学物中寻找合适的物质去尝试。如果研发成功，药厂将化学物申请专利垄断生产。

西方药厂的研发思路对于资本来说是正常的，有足够的经济回报，对于西医的发展来说也是有莫大的好处，全球病人也会因此而受益。中国的化学工业和欧美日相比就比较落后，各个药厂也没有足够的财力和人力支持开发新药。没有国家组织牵头，中国药厂开发新的有专利保护的化学药物是极难的。但是如果换个思路，利用中医思维，将老药，没有专利保护的化学药品组合起来，也可以成为探索新药的途径之一。

中国最有优势的是对中药的开发。因为药方是现成的，药厂如果开发出来也很难得到保护，更何况中药的治疗是个性化的，药物品种和用量需要因人而加减。这需要国家出面，类似屠呦呦的青蒿素，真正研究出各种药物配方的种类和加减的具体作用，在什么时候才可以加减？是否可以用别的药物或者食物替代？药物对疾病的治疗也未必要按照西医的病名，最终目的达到平衡即可。将来中药配伍中也可以加入化学药物，只不过需要大量的试验，目的不是治疗西医的疾病，而是替代中药中的某种成分。比如中药中的龙骨是否可以用钙剂或者其他含钙的食品替代，等等。这是中医的优势，也是中国的优势。

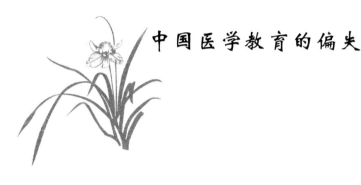

中国医学教育的偏失

　　2020 年在武汉发生的新冠病毒感染爆发以及之后采取的各种措施，固然有政治经济的因素，但是从根本上说，还是医学教育的偏失导致的。

　　中国的医学教育更确切地说是高中后教育，是百分之百地死记硬背为主的教育模式。这样的教育模式可以让人以最短的时间掌握医学基础知识，接触实际病人。无论是过去的 5 年教育还是现在的 7 年教育，并没有什么本质区别。本质是绝对服从，不允许有和教科书不一样的观点。这种教育持续下去，就是顶礼膜拜专家，不允许怀疑专家。当多年媳妇熬成婆之后，既不允许小医生质疑自己，也对同龄

仁 医心语

同级别医生采取同行相轻的态度。但是最可悲的是这种服从意识导致中国整个医学界事实上成为世界卫生组织的中国分支。

这次武汉新冠病毒感染爆发之初，一些不是专家的医生意识到了问题的严重性，可惜高层次的专家没有认真倾听他们的意见，又没有准备足够的时间监控出现症状的群体的发展势头，给出了没有发现人传人和有限人传人的错误判断，导致了新冠病毒差点蔓延全国，让全国成为"大号的湖北"。

在病毒开始流向全国，而且没有任何化学药物可以像抗生素杀菌一样杀死新冠病毒时，尽管全国都在使用中医中药治疗新冠，而且取得了相当好的成绩，但是只要世界卫生组织不认可中医中药能治疗病毒，中国医学界还是在试验来自世界卫生组织认可的化学药物，而非把中医中药通过世界卫生组织推向全世界！

作为来自西方的医学体系，无疑美国医学是最先进的，百年来引领医学的发展。并非美国医生见的病人多和美国人出现的疑难杂症比其他国家多，而是它的医学教育在目前来看是最好的。美国大学本科没有临床医学专业，它是把医学设置为硕博连读。所以本科阶段理论上学生可以学任何专业，而且也不完全能确定自己能考上硕博连读的医学专业。本科四年实际上是促使学生了解社会人文，发展逻辑思维，掌握数学和工程学的基本知识，学会如何进行科学研究。这样读医学后的死记硬背就不会影响未来的创新思维了。这些也是需要医学院培养未来医生要进行深刻反思的问题。

西方现代医学主要是基于物理学、化学和工程学上发展起来的。当今各种检验仪器和信息处理取代了医生的大部分经验诊断，各种治疗设备和治疗机器人也在实现医生不可能实现的治疗过程。这就要求当今医生除了掌握过去传统医学的各种知识之外，要深入学习机械工程，对机器设备的工作原理和操作逻辑要有明确的认识。高级别的医生应该有意识利用和拓展机器设备在医学方面的应用。

随着科学技术的发展，越来越多的仪器设备取代了医生的诊断和手术治疗。医生的工作必然会从具体的疾病治疗扩展到人文关怀和对身心健康的关注，尤其是对目前依靠化学药物无法根治的疾病和突发重大传染病的预防和治疗上。

实际上中国传统医学在这方面可以发挥极为重要的作用。学习传统中医并非是把中药当成化学药物吃，中医的诊断也绝非目前西医测量各种独立指标的机器设备所能替代。加强中医学习，建立系统的整体思维、矛盾思维、主次思维等尤其重要。

医生除了关注疾病本身外，更要强调和病人本身的沟通，要有能力理解病人的工作状态、了解病人的家庭环境和饮食状态，要了解病人家属的心理状态，实现"三分治七分养"的理念。

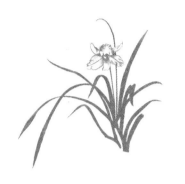

分享亲身体验，
提高治疗效果

现代西医有一个安慰剂效应，就是只要患者相信药物有效，那么治疗就会有效果。当然这对客观的药物研发不利，但是对患者康复却有莫大的好处。传统中医经常以身试药、以身试验针刺艾灸，换得患者的信任，这样治疗就会事半功倍。当代西药主要是欧美药厂研发出来的，疗效也会是以欧美人为标准。但是欧美人和中国人从人种、生活方式等各方面都有本质不同，其中欧美人的饮食和中国人的饮食就是有区别的。欧美人动物蛋白质和脂肪的摄入量要比中国人多很多。有研究表明，动物蛋白质和脂肪会增强一些药物的作用。我本人以前只考虑药物对种族的影响，很少考虑营养的作用。

不过没关系，可以先从自身开始增加肉、蛋、奶的摄入量。之前我的饮食习惯是碳水化合物为主，动物蛋白质和脂肪为辅。也就是米面水果摄入多，肉蛋奶的摄入量比较少，消化系统是以碳水化合物为主运行的。在增加肉蛋奶的摄入量之后，系统在建立新的平衡过程中一定会出现一些意想不到的症状。

每半年我要做腹部超声，胆囊一直有多发的胆固醇结晶。鸡蛋中的蛋黄营养丰富，但消化时间要比米面长得多。有天早晨，我吃煮鸡蛋时，也许是因赶着上班，急忙将鸡蛋塞到了嘴里吃下，一会儿我肝区（右上腹）就胀痛，但是还能忍住，不影响上班工作。要是在过去，我会想当然地认为我不适合多吃鸡蛋。现在我就会认为是我吃东西太快，给肝脏造成了负担，它在超负荷工作时给大脑发出了不正常的信号。多年来，我吃饭的速度很快，毕竟米面是容易咀嚼和吸收消化的。现在因为肉蛋奶不好咀嚼和吸收消化时间长，我应该减慢饮食速度，调整吃东西的前后顺序和节奏，把吃饭当成一件重要的工作。之后我每天早睡早起，五点半就开始煮蛋、做些水煮菜、微波炉热300毫升奶，然后慢慢享用。几年下来我的右上腹再也没有不适。实际上我们很多时候犯了因噎废食的错误，总是怕突然出现的某些症状会永久化，后果不堪设想，结果什么都不敢改变。当然增加了肉蛋奶的摄入量后，身体在方方面面都逐渐得到改善。

我将这些生活体验成功地应用到我的患者身上。其中一位患者肝移植术后出现胆道吻合口狭窄、缺血性胆道炎、药物性肾损伤。当时他具体的化验检查数据是：转氨酶异常（丙氨酸氨基转移酶最高255.7U/L，天门冬氨酸氨基转移酶132.4U/L）；总胆红素44.6ummol/L；直接胆红素23.7ummol/L；谷氨酰转肽酶2157.3U/L；碱性磷酸酶711.4U/L；总胆汁酸174.8ummol/L；尿素氮7.3mmol/L；肌酐118.1mmol/L。他是一位身手高强的武术人士。每次找我看病我都花一些时间聊聊他日常的生活琐事、饮食情况、睡眠状态、每天的练功情况，等等。从聊天中我知道他有一个幸福的家庭，贤惠温柔的妻子，孝顺能干的儿子；每天晚上九点到十点睡觉，早上五点钟起床，吃完早餐休息一个多小时去练功，十一点前回家。他曾拜了五位高师，其中有少林派、行意、八卦、太极等，包括刀、剑、棍、拂尘、鞭等器械。他每天自己做早餐：馅饼、包子、烧饼、油条、花卷等，一周内不重样。将这些因素和化验检查数据综合起来分析，使我对病人的精神状态、身体状态、生活环境有了一个全方位的了解。综合分析诊断是：同种异体肝移植术后，胆道吻合口狭窄、缺血性胆道炎、药物性胆道损伤和肾损伤。在历次随访中，不仅进行了免疫抑制剂的调整，还要求他改变一些生活方式和饮食习惯：建议他少食多餐。每餐由原来米面七八两减少到三四两，同时增加肉蛋奶的摄入量。他每天练功消耗多，所以需要加餐两顿，逐渐摸索出一套适合自己的食谱。随着药量调整和饮食结构的改变，他的病情越来越稳定。每天坚持练功，感觉也越来越好。三年之后的化验结果较为满意：转氨酶正常（丙氨酸氨基转移酶最高 20.8U/L，天门冬氨酸氨基转移酶 22.5U/L）；总胆红素 10.1ummol/L；直接胆红素 2.0ummol/L；谷氨酰转肽酶 73.7U/L（参考值 10—60）；碱性磷酸酶

84.9U/L；总胆汁酸 7.3ummol/L；尿素氮 7.08mmol/L；肌酐 146.5mmol/L。可喜的是这次化验检查一个月后，患者胆道引流管自动滑出，之后再也没有带引流管。

很多患者在没有改变治疗方案、用药剂量、生活环境，仅仅是通过改变了饮食结构等生活方式就改善了身体状况。这是我主动调整我的饮食节奏和食物的搭配，自己受益后再应用到病人身上后收到的比较好效果的实例。

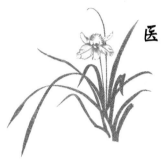

医生的分工和护理观

现代医学的最主要特点：第一，治疗和护理分开；第二，学科专业越来越细，每个专科的医生都很负责，但是患者并没有从中得到更多的益处。现在医生主要负责诊断和开药，护士负责送药、看护。由于护理人员并没有接受严格的对疾病的诊断和治疗的学习，所以病人病情的变化在萌芽阶段很少能被发现，一旦病情急剧变化，既给医生后续的治疗带来很多困难，也给患者和家属造成巨大的经济和人力成本。

我婆婆在"脑血栓"刚发作的时候，还可以勉强走路，很快就去了医院。神经内科开了扩张血管的药，普通内科开了降血压、降心率、降血糖的药；

因为体温有点高，还开了抗生素。每种治疗都有明确目的，但是都没有认识到所谓的"三高"不过是"脑血栓"急性期时人体本能产生特殊反应，治疗目的理论上是打通和修复脑血管；这种治疗持续了一个月，婆婆状态越来越差，不能走路了，体温也没有真正降下来。后来家人观察到：体温高是由于呛咳时饮食残渣掉入肺部的刺激反应。停了抗生素，后来上了鼻饲，体温恢复了正常，但是婆婆也彻底瘫痪不能言语了。

虽然医生改变不了分科和专业的细化现状，跨专业诊疗也不太可行，但是围绕本专业还是可以做一些"额外"工作的。

除了负责肾移植术后重症抢救外，我的主要工作之一是帮助器官移植患者的免疫抑制方案制定以及药物调整，既要尽可能地让移植物长期存活，维护移植器官功能，又要维护患者的身心健康。能够接受器官移植的患者是幸运的，但是大部分患者都会焦虑，毕竟移植器官寿命的影响因素有许多，其中移植免疫制剂与其他药物的相互作用就是很重要因素之一。如果考虑不全面，移植器官乃至生命就会受到致命威胁。器官移植需要手术大夫完成，和普通的缝合、切除等人体减法不同，也和人工关节等非生命物件植入人体内不同，移植器官是有生命的物体，需要患者身体的交流，是患者随身的"小宝宝"。由于患者和"小宝宝"的体质都不同，导致了从手术后围手术期（一般指术后一个月内称为围手术期）及术后早、中、晚不同时期会出现各种各样的问题：以肾移植为例，移植肾功能恢复延迟、感染、急性排斥、慢性排斥、原发肾脏病在移植肾复发、营养状态、性格好坏等都会影响患者的生活质量和移植肾的功能。

我的一位有肾病的朋友，21 年前因高血压肾损伤、尿毒症做了肾移植手术。术后出现了移植肾功能恢复延迟，移植肾不能正常工作。我是她的主管大夫，在术后安排她做血液透析的同时，也随时观察她的各种体征变化。在移植肾功能没有恢复之前，我一边调整血液透析方案改善内环境，一边调整免疫抑制剂的方案和剂量，预防感染和免疫抑制剂不足出现的亚临床排斥外，每次查房，我要同她以及陪伴她的老公和儿子聊聊天，创建一个快乐和谐的氛围；帮助她在心理上克服术后不顺利的焦虑沮丧心情，增强信心。每次给她安排做移植肾彩超我都要到 B 超室去看移植肾血流情况（我在管理病人中已经养成了这种习惯）。之后会同她讲讲，让她知晓她肚子中的"小宝宝"的活跃情况，同时也将她的整体情况分析告知她，让她了解治疗方案调整的原因以及应该注意的问题，比如营养和心情，使她拥有更多的信心并配合治疗。在术后 42 天后，她的移植肾功能开始恢复：尿量慢慢增加，血肌酐一点点下降，治疗方案也随之不断地调整。21 年过去了，她的移植肾功能一直很稳定，血肌酐波动在 90ummol/L 左右。北京市医保建议肾移植患者每月要做一次检查，由医生根据检查报告调整用药。常年的随访让我们之间建立了亲密信任的关系。她血肌酐如果波动了，我通常会从工作紧张、家务劳累和营养摄入等方面和她探讨，同时参照她的尿蛋白、血糖、血压、血脂等指标，为她提供一个完整全面的调药方案和建议的生活方式。

针对需要长期跟踪服务的患者，医生不仅应该拥有很多相关专业的治疗思路、还要做一部分护理和"话疗"的工作，这样患者才能真正地健康生活。
长期从事移植、透析的医生，在这方面都会亲力亲
为的！比如我所敬仰的一位肾移植前辈管德林教授
经常鼓舞和勉励患者："无限风光在险峰。"

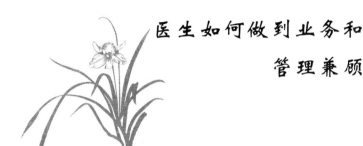

医生如何做到业务和管理兼顾

　　我一直从事肝、肾移植内科管理和血液净化工作，2012 年佑安医院党委决定由我全面负责医院血液透析室的工作。从医生变成科室管理者之后，各种工作压力会陡然加大，不仅业务领域扩大了，而且科室的建设、人员管理等需要耗费大量的时间和精力去处理。如果处理不好业务和管理的关系，不仅自身业务水平不能提高，团队也不能形成合力，整体提高业务水平。

　　之前我只作为医生和患者交流，极少和院领导打交道，因此如何将医院的发展方向和科室的目标相结合考虑得不多。我的一个特点是不懂就虚心请教，绝不因为个人缺乏知识就想当然做决策，导致患者、科室和医院受损。幸运的是我遇到了两任优秀的院长和党委书记，在他们的帮助下我把我最大的潜能发挥出来，让透析室呈现稳步发展的势头，服务越来越多的患者。在管理、业务领域，李宁院长帮助我渡过了从医生到管理者的混乱阶段；金荣华院长帮助我走上了从稳定到发展的道路。连续两任院党委书记更是在人事安排上给了我莫大的支持。因为再好的政策和方法都是需要人执行的。我曾经有过因为人事安排几天恐惧地睡不好觉，直到向李玉梅书记求助后才安下心来。

佑安医院血液透析室的患者和一般医院透析室相同的是患者都是慢性肾功能不全、尿毒症，需要终生透析或者等待肾移植；不同的是佑安医院透析室的患者皆有肝病和其他一些传染性疾病。两个器官（肝脏、肾脏）功能不佳也为实行血液净化治疗增加了难度和广度，如感染控制问题、营养不良问题、抗凝剂使用问题、合并肝脏肿瘤问题、合并肝病问题。随着抗丙肝病药物和移植技术的发展，也持续出现新的问题，如丙肝透析患者经抗丙肝药物治疗后分区管理、慢性移植肾肾病行个体化血液净化治疗来延缓移植肾功能进展、肝移植并发肾损伤的血液净化治疗，等等。由于国家政策的要求，佑安医院透析室不仅收治需要血液透析的患有传染性疾病的患者，而且还收治器官（肝、肾）移植患者。其他医院这样的患者很少。这样佑安医院随着病人的增多，形成了"佑安经验"，带动和拓展了血液净化学科的发展。

非常感谢泌尿中心的马列清主任为透析室打下了非常坚实的基础和创建了一支优秀的医护人员队伍。这样我就可以专心致志地扩展业务领域和促进血液净化质量提升与改进。为了避免出现不可控的医疗事故和患者人员突然增加过多导致的管理失控，在金荣华院长的培养和支持下，我采取的方法是"稳中求进，小步快走"，无论是人员、设备还是患者都是逐渐增加。毕竟佑安医院新增的透析患者基础疾病多且重，所以透析室要求新来的医护人员必须要经过反复培训才有能力处理突发事件。不能出现新人给新患者服务的情况。因为人的生命只有一次，不允许出现察觉不到和无法处理的意外。一路走来，在医院领导和其他部门的支持下，透析室患者逐步由原来的近40人增加到150人左右，病人的透析质量明显提升，各种医疗新技术逐步开展起来。目前佑安透析室已经采用世界先进水平的透析信息化管理系统，为传染病医院的透析室建设树立了标杆。

根据相关法规，每种传染病，比如乙肝、丙肝，都要有专门的设备和房间，严格避免出现交叉感染的医疗事故发生。传染病医院无小事，一旦失控，不只是医院出问题，全市乃至全国都有可能受影响。随着患者和病种的增加，原有透析室已经到了极限，必须扩建透析室，增加床位和隔离间。在场地确定下来后，如何整体布局和安排具体操作环境以满足北京市血液净化质量控制与改进中心要求？金荣华院长、孙桂珍副院长和段仲平副院长一点一滴、仔仔细细地帮助我从传染病的角度规划设计。金院长及时指导我邀请北京市血液净化质量控制与改进中心专家组的权威专家刘文虎教授和李文歌教授来院里实地考察。金院长和段院长利用晚上的时间和专家组针对佑安医院的特点，讨论如何根据血液净化学科发展方向和作为传染病医院收治血液净化患者的特点，进一步规范、科学、合理的布局。

2019年7月我们搬入了新的透析室，透析室的床位由原来的32张增加至42张，有针对性地解决了一部分患者血液净化治疗的特殊问题。

我一直在想，每个人都有很强的发展潜力，只要你热爱学习、甘于奉献、时时做有心人、不断反思成与败，你就会有收获，生命就是有意义的。慢慢的你就会成长起来，成为一位业务和管理全面发展的医院中层管理者。

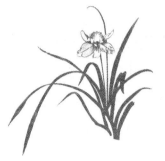

从西医的规范治疗
谈起
——中西医结合的创新
专家石炳毅教授

　　西方医学的最重要特点是规范化。比如我们的家人夜里发烧了，去了医院急诊室，护士一量体温，超过37.2度，确认发烧，就安排医生诊治。但是在美国，如果你的体温没有达到38.5度，就不符合急诊规范，护士不会安排你去看医生。当然你不愿意回家，在急诊室坐着，护士也会隔三差五给你量体温。一旦过了38.5度，就立刻给安排医生。你也可以把这个过程称为"科学""标准""严谨"，总之和中国化的西医医疗不一样。

　　当然门诊发烧是"小事"（我们默认是一般呼吸道感染），实际上针对重大疾病，西医同样有非常严谨的治疗规范。即使医生通过经验总结，探索出了疗效更好的治疗方法，也要遵守治疗规范，不能依照个人的经验行事。否则轻者吊销医生执照，重者被起诉判刑。

这种严格遵守规范的治疗思路带来的好处就是标准化管理和没有医疗"大神"，只要是同一种病，在哪里都是同样的治疗方法。但是它的缺点非常明显，就是把人分解成各种疾病去治疗，而不是当作一个整体对待。这种专科医生——"专一疾病"患者的标准化的治疗模式在一般内外科疾病上是有比较明显的优势的，而且也容易追踪监控，但是在器官移植领域则会出现明显的问题。因为器官移植的复杂性包括移植物、患者、手术外科大夫和移植内科大夫四个主要因素，无论哪一个环节出了问题，都可能导致治疗失败。比如中国香港一位著名企业家在北京成功地接受了肾移植手术回到香港，由他的私人医护人员负责调配免疫抑制药和其他药物使用。由于这些医护人员比较遵循西医（香港医生）的治疗规范，没有考虑亚洲人和欧美人的区别，结果导致用药量过多，出现"机会性感染—严重肺部感染"。为了保全生命，最终将移植肾取出，造成肾移植失败。

现在全国各地许多医院都可以做器官移植手术，北京并没有特殊之处。但是北京的肾移植手术走在全国的前列，原因是北京有一个非常优秀的肾移植手术及术后内科管理的优秀医生群体。因为肾移植基本上是个性化治疗，所以需要大家经常分享治疗方案，根据需要为患者提供最合适的治疗方案。这个群体从开始肾移植的老专家到现在的年轻大夫已经持续了四代人。中国知识分子的合作性和继承性都比较弱，在医疗领域因为大多是医生单打独斗，似乎更加明显一点。所幸的是北京有很多优秀的老一辈专家，他们无私奉献，把自己的宝贵临床经验传承给了下一代。第一代的代表人物有友谊医院的吴阶平教授、解放军总医院的李炎唐教授。第二代的代表人物有友谊医院的张玉海教授、朝阳医院的管德林教授，每个专家教授各有特色。其中注重提高肾移植领域专业水平，培养后续专家的代表人物就是担任解放军全军器官移植研究所所长、北京市器官移植与免疫调节重点实验室主任、中华医学会和北京医学会器官移植专业委员会主任委员、全国肾移植学组组长等职务的石炳毅教授。

我从进入移植界就经常得到石炳毅教授的教诲，现在已有20余年了，依然还时时得到他的帮助。他的睿智、和蔼、大度、培养年轻人、对器官移植事业孜孜不倦的追求，一直是年轻人的榜样。一路走来，中国的器官移植事业虽然几经磨难，但是在以石教授为代表的老一辈专家们的精心引领下，几代人前仆后继，一直砥砺前行。

20年前，作为在北京朝阳医院泌尿外科负责肾移植术后免疫抑制剂调药和危重症患者血液净化治疗的内科医生，我去参加由石炳毅教授主持的一个器官移植会议。参会的人员以外科大夫为主。其中有一个环节的主题是"某种药物在移植肾功能恢复延迟中的作用"。大家都很习惯性地探讨该药物和手术是否成功的关系。突然，石教授让我说说看法。他说在座的大多是手术方面的行家里手，他们的主要精力偏重于手术对移植物功能的影响，需要听听内科医生的想法，因为术后的个性化药物调整非常重要。我同大家讲：在移植肾功能恢复延迟的患者恢复肾功能过程中，如果尿量逐渐增多了，就不能维持原来的用药方案，需要及时调药了；调整药物的剂量要考虑此时患者的一般情况、血红蛋白水平、白蛋白水平等多种因素。虽然那时我的知识和经验都不够，但石炳毅教授给了我很大的鼓舞，他说："我看到了未来的朝阳医院会涌现出越来越多的优秀的移植专家。"我一直把他的话当作鞭策我在移植领域越战越勇的动力和责任。

石炳毅教授长期从事泌尿外科与器官移植的临床和基础研究工作，不断创建和推广肾移植新技术、新方法，拥有多项国家发明专利。他根据中国人的体质，建立低剂量免疫抑制方案和联合中药方案防治排斥反应，实现了中国特色的中西医调药模式。我以为这是中国优秀医生必备的优秀特质。实际上北京移植界还有许多专家也采取中西医结合的模式帮助患者调整免疫抑制药物。中医药的最有代表性的应用之一是提升人的免疫功能。最重要的是，每种免疫制剂都有其特点，如何将它们的特点发挥出来，联合用于维持移植物的功能和保持人体必要的免疫力是中药配伍的思维方式。石炳毅教授和其他专家共同创立了一个典范，极大地促进了中国移植事业的蓬勃发展。

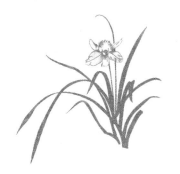

强化医患沟通是
科主任的重要
职责

　　医学的本质是治好患者，而不是彰显医生本人医术高超或者证明药物有效。当代临床医生都知道医学治疗过程中出现的安慰剂效应：只要人确信某种药物有效，哪怕吃进去的是淀粉，病情都会好转。"相信"本身会激发人体的各种机能，积极地迎战疾病。很多癌症患者相信治疗，积极配合医生，就会病情稳定甚至癌细胞彻底消失。当然医学也存在反安慰剂效应，病人不相信药物，不配合治疗，往往会加重病情。

　　现代药物研发过程一定要经过双盲试验。目的是避免安慰剂效应。但是在西方现代医院里，医院要配备多名心理治疗师和咨询师乃至志愿者，帮助患者建立信心，信任医生，遵循治疗方案，一方面发挥安慰剂作用，让治疗起到最大限度的疗效；另一方面及时化解医患矛盾，毕竟极少有完美无缺的治疗方案，无论是手术还是药物，疗效不理想乃至治疗失败的情况是经常发生的。

中国文化是眼见为实，很少相信"空话"（中医有"话疗"），所以医院里无论是医生还是患者大多数都相信药物或手术，心理咨询师作用有多大？再加上现在的心理咨询师或者治疗师大多是接受欧美的各种心理学说，并不完全适合中国文化，还有政策一些问题，所以在可预测的未来一段时间内，中国医院里各临床科室会很少有专职从事说"空话"的人。那么医护人员就需要承担此项工作了。

实际上很多专家名医一直在做这方面的工作。比如曾任第四军医大学校长，现任中国工程院副院长、第四军医大学西京消化病医院院长的樊代明院士就曾经说过："都说樊教授医术好，别人治不好他能治好，别人治一般他效果显著。我靠的只是科学么？当然有科学，但有的时候，甚至很多时候不只是靠科学。每次去查病房，我第一个进门，会和病人先聊几句。你们村在哪？今年种什么？收成怎么样……离开时我最后走，轻轻带上门，和病人微笑告别。不要小看这些细节，病人从中感受到了什么？关怀、暖意、信心！因为他对你有了信任。再加上合理治疗，效果能不更好么……"

　　在现有中国医疗体系下，人们总是寄希望于三甲医院，结果往往是医院人满为患，医生和病人的交流沟通时间很短，很难建立信任关系。很多医生都比较认同"两方面"：一方面认为治病靠药物，药物的品质非常重要；另一方面认为医生的态度好坏、耐心与否和药物疗效也是有很大关系。实际上无论是西医的心理咨询还是中医的"三分治七分养"，都强调了药物之外的交流沟通和环境的重要性。一旦病患矛盾形成，后果往往很严重，不仅影响治疗效果，更有可能发生过激行为。科主任的一项重要工作就是要带领各级医生及时预防和化解医患矛盾，尤其是经过多次治疗效果不明显或者生命进入倒计时的病人，和他们的家属更是要多次沟通，要和病人及家属联合起来，共同面对疾病。

　　有一次，我在经过透析病房急救室时，看到我们科室的医生成功地为一位 93 岁高龄透析患者进行心肺复苏，把他从昏迷中抢救出来。我走到老人的诊床前，看到老人睁着眼睛安静地躺在床上。我俯下身，问老人家："您刚才难受吗？"老人摇着头说："不难受。"我说："那您就好好闭上眼睛休息吧。"我到门外找到他的家人，看到他女儿在难过地哭泣。我同她说："在抢救老人家过程中，老人并不难受，很平静。"于是他女儿就停止了哭泣，痛苦的表情有些释然，她放心了。

　　当今大医院的医护人员的确非常忙，要依靠他们既要做好业务工作又要做好患者和家属的安抚、沟通工作，需要付出更多的精力、时间、智慧。如何做安抚、沟通，工作手册里没有要求，现实中他们也没有更多的机会和时间参加专业培训，学校中所学的《医学心理学》是远远不够的，尤其是医护人员本人处于心情不愉快的时候，让他们去做患者和家属的安抚工作实际上是很难的。所以目前这个阶段许多临床科室主任们已经清醒地认识到了问题所在，并承担了一部分"话疗"的工作，而且时时将自己的工作经验和体会经常性传递给医护人员，鼓励年轻的医护人员走到患者中去——有时间就去了解患者和家属的情况。在查房和病例讨论时，科主任们除了传授医学专业知识外，也在分享和患者、家属的交流体会。尽量避免出现医护人员和患者及家属的敌对的关系，以防矛盾激化，将无数的医患矛盾都化解在萌芽状态。

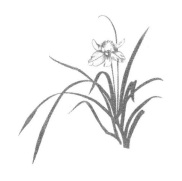

如何建立良好的
医患关系

　　前段时间，首都北京也发生两起医生被患者打伤、致死的恶性事件。随着时间的流逝，发生了也就发生了，就和之前其他地区医生被杀的事件一样，很快就被有关单位和社会遗忘了，似乎医生被伤害的概率是非常低的。实际上无论怎样加强医护人员的保护，哪怕对进入医院的群体就像机场那样安检，如果没有正常的医患关系，悲剧还会发生。

　　目前，社会上一些媒体为了自身利益（增加流量）对医患关系的报道不是为了寻求双方的共同利益，而是不停地夸大强化二者的对立性。医生在求"医务工作者应该有免于被伤害的权利"，病人则抱怨医生过度治疗为医院和自己创收。从目前的趋势看二者都没有达到自己的目的。有些医生被伤害，有些医院成了被敲诈勒索的地方。作为服务病人的医护人员，无论被外界如何歧视、抱怨、误解，使命初心是不变的，就是要帮助患者解除痛苦、帮助患者康复。医护人员不是没有情感的康复机器，他们正用实际行动努力同患者建立和维持有助于双方共同进步的医患关系！

医患关系的基础是患者信任医生！这种信任在中国历史上是患者相信他熟悉的中医。当然中医也必须熟悉自己的患者，不仅仅是症状，而且还有家庭、生活、环境条件。所以排除个别素质低的医生，中医整体和患者关系是和谐的。在当今社会，中医往往是以小诊所、民间中医方式存在。有些大医院里的中医和西医已经本质区别不大了。

随着西医进入中国，尤其是 1949 年之后，患者从相信医生转为相信医院。医院越大，里面的医生越得到患者信任。患者大多不相信小医院的医生。大医院的医生要面对众多患者，也没有时间、精力和患者建立信任关系。多数情况下他们有限的精力和时间只能关注疾病本身，而非作为整体的病人。一旦花钱没有治好疾病或没有达到患者的愿望，有些患者要么让医院赔偿，要么迁怒于医生。

西方医学界也同样面临医患关系。他们解决的思路是依靠大量的家庭医生，让患者和家庭医生建立信任关系。重大疾病由家庭医生推荐到专科医院（西医和中医的区别之一是西医标准化，同一种重大疾病有标准的治疗方案，哪家医院、哪个医生不是特别重要。所以患者不需要完全相信医生，只相信和接受医生推荐的治疗方案即可）。

解决当今中国医患关系要从体制系统上解决，而非依靠具体医生和患者的高素质。中国目前的社区医院和三甲以下医院处于比较尴尬的地位。因为患者大多相信三甲医院。所以解决思路之一是将所有社区医院和三甲以下医院都变成三甲医院的附属医院，三甲医院可以扩大急诊量，门诊由附属医院医生预约。病人由社区（家庭）医生和附属医院、三甲医院共同维护管理，避免某个环节失控导致患者仇恨医生。医生们也可以各司其职、各有专注。

从长远看，医学生的全方位培养和锻炼也是需要医学界反思的。比如，中国香港医学生的培养过程中有一堂很重要的必修课，那就是"家访课"。患者家访类似于老师家访，与治疗是完全无关的，主要是为了配合医学院的教学工作，在患者家这个"课堂"里，让学生了解患者的生存状况以及社会的医疗状况，培养学生的人本精神。家访前，校方要与患者签订一份协议，患者家属可以同意家访，也可以拒绝，家访的主题集中在医学伦理和医疗制度上，老师们认为这种活动可以增加医学院学生，也就是中国香港未来医生的职业责任心和职业使命感。

正如华中科技大学同济医学院院长陈建国指出："疫情对医科人才培养提出了新目标，在知识结构上，应具有厚实的临床医学功底、相当程度的预防医学知识，一定的理工科基础、良好的人文科学素养。"未来，我国医学人才培养应更加重视"复合型"人才培养。

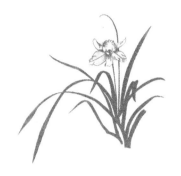

医患沟通的典范

——卢实春教授

2008 年 9 月，我调入了首都医科大学附属北京佑安医院外科，在继续从事肾移植术后内科管理工作的同时，也开始扩展业务领域，学习肝移植术后的免疫制剂调整等内科管理。现在是解放军总医院肝胆外科主任的卢实春教授当时是佑安医院的大外科主任。他曾经在四川华西医院工作，也在德国工作生活约四年。他的医品医德、严谨的工作作风、医学素养、人文情怀和外科的功底感染、影响了外科的每一位同仁。2004 年 3 月至 2014 年 1 月，是卢教授在佑安医院工作的十年，他带领的团队参与了近 800 例肝移植，数千例肝胆外科手术，无事故、无诉讼、无过错，这是团队的力量、专业的力量、沟通的力量！

记得医院来过一位 65 岁肝功能衰竭的女性。家人向卢教授请教患者是否合适做肝移植手术。医患沟通的过程持续了几个小时。卢教授同家属的老伴、儿子详尽讲述了患者疾病的发展过程、可能的预后以及肝移植手术的过程、术中可能发生的意外及抢救的策略、术后可能发生的并发症、术后生活质量的改善、术后需注意的方方面面的问题，包括手术死亡率，等等。卢教授思路清晰，言语充满人情味儿。他夹杂着四川的口音将疾病和手术同患者家属讲得清清楚楚，告知病人切记手术不是一劳永逸，移植手术只是肝移植万里长征第一步，以后的路还很长！

我非常庆幸能够有多次机会参与卢教授和患者及家属之间的沟通过程。我想无论是内科大夫还是外科大夫，都会面临同患者是否能顺利交流的问题。在同患者和家属交代病情时，需要把病情的来龙去脉讲清楚，尤其是可能会面临的风险，好的结果和不好的可能都要讲清楚，需要家属及患者商量、思考，如有疑虑可以反复找医生探讨，直到患者和其家属达成一致意见，最后签字。医患沟通可以说是当代医生的业务基础。它体现了医生的医术、人文关怀、医学素养，是手术和治疗成功的前提。没有对医生的信任，患者就会怀疑医生的治疗方案，进而影响各种治疗的效果。传统中医建立在患者相信中医的基础上，中医的医患关系就相对比较融洽。因为几千年来的中医除了借助药物和针灸按摩等方式直接治疗外，还会在治疗期间对患者进行"话疗"，增强患者战胜疾患的信心。当代西医除了有安慰剂效应，让患者相信药物，增强药物作用外，还有反安慰剂效应，即患者不相信药物，导致药物疗效大减。良好沟通就是起着安慰剂效果，让患者尽快康复。多么希望有更多的像卢教授这样外科医生在做手术之时，抽出时间给年轻的医生上"如何同患者进行手术前沟通"的基础课！

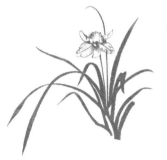

中药抗排异治疗的
先行者
——泌尿外科专家
管德林教授

　　1997年7月香港回归祖国，我也调入了首都医科大学附属北京朝阳医院，回到了我母校的附属医院。在朝阳医院肾内科工作两年后因泌尿外科主任管德林教授需要肾内科医生来做肾移植术后的管理，我有幸从内科系统跨越到了外科系统，成为管德林主任肾移植团队的一员，也是整个泌尿外科医生团队中唯一的女大夫。

　　肾移植是系统工程，需要一体化之治疗。肾移植关键是手术要好，这是器官移植的基础。但是因为人体常常要排斥外来的移植物，所以患者术后要服用免疫制剂，避免出现排斥反应。免疫制剂用量不够，会导致急性排斥后移植物失功；如果免疫抑制剂过量，会导致人体免疫功能减退、肾脏损伤、感染等导致移植物失功，甚至威胁生命。因此，管德林教授常常同我们年轻大夫说："免疫抑制剂的使用是双刃剑，如何使用好免疫抑制剂是一门艺术！"

我在肾移植团队中既负责患者移植前和术后危重症的血液透析工作，又要负责移植病房一部分病人的术后管理工作以及术后出院病人随访工作。回味在泌尿科工作的十年多的时光里，在管主任的培养下，我真正成长为一名合格的肾移植内科医生。当时我还没有孩子，我的公婆和父母又主张孩子们工作第一的生活态度，恰好我又住在医院附近，这样我就可以全身心地投入到我的工作中，业务技能也增长很快。很有意思的是，我刚去科里不久就遇到了当今一位名人的母亲，当然她母亲是更有影响力的名人。那时候虽然可以参加病人的诊治过程，但是还需要管教授把关。过了一段时间，这位名人的父亲也在朝阳医院做了肾移植，由我独自担当该患者的诊治。

目前免疫制剂都是来自国外或者国产仿制品。

每种药都有独特的适应症。管主任开创了免疫制剂的新用法，他潜心研究中药抗排斥反应十多年，开发了人工虫草即百令胶囊用于肾移植的四联用药方案，取得了良好临床效果。依据中医药的理念，根据患者需要不仅采取一种或多种药物联合使用，而且还让患者服用提高免疫功能的食物及中药，这样就大大增加了药物调整的范围和灵活性，延长了移植物和患者的寿命。曾经有位中国香港名人在朝阳医院做完肾移植手术后回到香港，由他的私人医生根据国外的药物用量为他调整免疫抑制剂，结果很快就导致重度肺部感染，移植肾切除才保住了生命。有一次，在手术室里，管主任很自信地说："这位名人要想再做肾移植，只有我才敢给他做！"可惜名人后来一直做血液透析治疗了。前文提到的那位名人的母亲第二次肾移植，因为没有在我们这里进行肾移植手术和免疫抑制剂的调整，后来发生了肺部真菌感染而过早去世了。管主任的业务理念不仅仅在于手术的成功、药物的调整，更强调要了解人、关心人的生活、工作状态、心情好坏。毕竟很多接受移植而且服用药物的人会经常因为血液指标稍微波动一点就惊慌失措，这种恐慌会影响药物的稳定性，也会间接影响移植物的功能和人的生活质量，所以管主任强调术后诊疗管理要关注人，随时帮助人调整心态，让移植物和药物都处于最佳的状态。

管主任不仅在业务上培养了大批医生，而且在管理上也非常超前。整个泌尿外科团队充满了活力、积极向上、互相帮助，总是在不停地探索新的发展。当年的泌尿外科团队现在已经占据了北京各大医院泌尿外科的半壁江山。比如韩志友、许建军、和布朗、韩修武、马潞林、欧彤文、李晓北、田溪全、张愚、王彪、张勇等医生，在北京的一些三甲医院担任着泌尿外科学术带头人和副院长等要职，其中管教授引以为豪的是他的学生李晓北已成长为朝阳医院的副院长。现在回想起来，那是一个战斗的集体，是我职业生涯中最值得回味的岁月。现在我已经成为一个管理者，仍然受益于那时候管主任的培养和教诲。

记得有一次一位年轻大夫给患者做颈内静脉插管。当时操作不顺利，患者出血且未穿刺到位。年轻大夫不敢再继续穿刺下去，让我去找管主任。于是我跑到处置室斜对面的主任办公室。管主任正在吃早餐。我把情况跟他说了，他说："走！"擦擦嘴边的面包渣儿，就跟我快速来到处置室。他拍拍病人的肩膀，说："要全身放松，深吸气，让气从你的头顶进来，走到身体里，从肚脐眼儿里出来。"他用手势给病人画了一个弧。看着管主任娴熟地稳稳地将插管插入了颈内静脉。这是管主任应用"翼首丹田"，让患者进入气功状态，来缓解患者的紧张情绪。后来我思考这件事时，觉得医学不仅是技术，更是与人交流的艺术！这就是管德林教授！

在和管主任朝夕相处的 11 年岁月里，他都是在用自己的广阔的胸怀耐心教导你，用自己的行动感染你。他从不训斥人，但用他的行为影响了你，用他睿智的话语激励你。当我们遇到了困难，感到气馁时，他常常说毛主席的一句话："无限风光在险峰。""论持久战"也是他常常同我们讲的。他培养的年轻人都有一种执着的精神，一种永不言败的气势。管德林教授一直在无私地培养着年轻人，他有与生俱来的超前创新意识，创造条件派人去国外学习、毫无保留传道解惑、组织人员参与科研项目、鼓励年轻人去做学术演讲等。他热爱艺术，退休后买了一架钢琴，目前正在学钢琴；他也是一位音乐爱好者，喜欢西域草原的歌声。新冠肺炎疫情期间他来电话告诉我："保护好我们的医护人员。"他一生都在践行着"世界上没有什么不好的事，坏事可变好事"。他不仅仅是一位高悟性、心灵手巧的优秀外科医生，更是一位老党员。他的党性和为人民服务的觉悟令我钦佩！他是一位不忘初心，一心想济世于民的老党员，他的优秀品质和卓越的业务能力，造就了"桃李满天下"，使我也有幸成为他的一位学生！

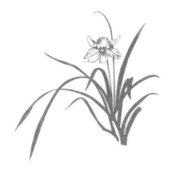

移植术后调理的
重要性
——北京移植界的
三朵金花

　　喜欢中医的人大多会强调中医讲究调理身体，通过望、闻、问、切采取适当的药物或食物乃至语言交流，让患者身体处于平衡健康状态。西医也有调理，西医的调理主要是根据临床表现、物理化验等辅助检查指标判断患者的用药量是否合适，是否需要换药或加减药甚至停药。二者的区别是中医大夫对病人的调理好或者不好一般都不至于立刻影响人的生命，西医大夫对患者用药的调整一旦错误，极有可能很快让人失去生命。西医调药主要用于血糖、血压、血脂改善，部分慢性病患者自己大多知道如何用药，去医院主要是开药。除非基础病特别多，病情复杂。一般患者和医生交流很少，二者也不会有更多的了解。西医外科大夫给患者动完手术后，患者康复后也不会定期随访医生。

如果真正了解中医，寻求中医看病的人都知道，只有和某个中医成为熟人，中医才能更有效地调整用药。西医领域也有一个专科，只有患者和内外科医生互相配合，才能达到治疗和维持患者生命的目的，那就是器官移植手术及术后免疫抑制剂调整、并发症的诊治。人体是一个很复杂的系统，免疫系统永远会排斥外来的生物体，小到病毒大到移植进来的器官。自从药厂发明了抗免疫系统排斥的药物后，人体终于可以让他人器官在体内存活和正常工作。因为器官移植既需要手术，也需要终生服用免疫抑制剂，尽管外科大夫可以把手术做得很成功，也能维护好患者移植物的寿命，但是由于患者需要服用抗免疫制剂外，还可能会有其他疾病需要诊治，并需要综合考虑其他药物同免疫抑制剂的相关性，这就面临着各种药物的匹配问题。外科大夫显然没有这方面的优势。所以患者器官移植术后的调药在世界上的发达国家都是以内科医生为主，而且关键

是没有 10 年以上的内科疾病诊治经验的积累，一般
大夫也很难调整好各种药物，保证患者和移植肾的
长期存活。北京市开展器官移植的医院很多，很多
外科大夫闻名全国，但是专门做术后调药的内科医
生却不多，其中最有名的就是北京市移植界的三朵
金花姐姐。

　　她们分别是北京大学第一附属医院的许昕教授、
解放军总医院的敖建华教授、首都医科大学附属北
京友谊医院的马麟麟教授。她们情同姐妹，是国家
培养的第一代从事肾移植和血液净化的专业人才，
深得患者们的信任，到现在仍然在第一线为患者提
供肾移植术后的诊治服务。许昕教授是大姐，她的
心灵手巧、坎坷的人生阅历、丰富的临床经验、吃
苦耐劳精神、勇于创新的意识，更重要的是她热爱
生活的勇气给了我很大的震撼。二姐是敖建华教授，
她的厚德载物、全身心对事业的投入、全心全意为
患者服务的精神，潇潇洒洒走人生，先后为数千名
患者服务，深深地得到了患者的信任。三姐是马麟
麟教授，她不仅有丰富的医疗实践经验，而且在科
研方面也一直在行业处于领先地位。我和她曾经在

一起工作了近两年时间，很钦佩她努力进取的创新精神、快人快语的性格、认真负责的工作态度。三朵金花都是从 20 世纪 80 年代开始一直从事肾脏移植和血液净化专业，始终工作在医疗第一线，具有丰富的临床经验和较高的理论造诣。她们在做好临床诊疗工作的同时，积极开展相关医学研究。特别是面对新的免疫抑制剂的不断问世，加强了对有关药物特点和相互作用机理的研究，以发挥其疗效，降低副作用的影响，使患者得到最有效的治疗，提高了患者长期存活率并使患者支付相对低廉的医疗费用。

作为移植术后调药的后来人，三朵金花也是我的老师。很荣幸地是我多次在学术交流会上聆听她们的学术报告，在每次会下交流时都能从她们那里学习到第一手经验，不仅对我在器官移植调药领域的发展起到了巨大的作用，而且还对我业务拓展和医学管理能力的提升起到了极为积极的作用。很多时候我在考虑，每种药都有其特点，如何让药物充分发挥作用需要经验的传承，而非简单的药物手册指导。而且更重要的是如何培养医生的好品质，让病人处于身心最佳状态，尽可能地减少并发症和维持移植物的长久存活。有一位做肾移植手术已六年半的患者夸赞许昕教授："不但医术好而且对病人非常负责。有什么困难找到许大夫，她都能热心帮助，在这六年多里甚至连一顿饭都没请医生吃过。在当今金钱物欲横流的年代，能遇到这样的好医生真是我的幸运。手术期间甚至出院之后，每每遇到问题或困难，许大夫帮助病人总是不遗余力。"无数患者盛赞敖建华教授，其中一位患者说："2006年做的手术，到现在已经14年啦，一直是敖建华主任给调药，敖主任工作特认真，负责任，操心，刀子嘴豆腐心，她不仅医术精湛为人善良，把患者的利益放在第一位，一切为患者着想，真是我们的好医生。"富有个性的马麟麟教授亦赢得了许多患者对她的赞美，其中一位患者讲："马主任对待病人热情，询问病情仔细，交待治疗方案详细，我非常佩服她能有这样的耐心为病人讲解，真是一个好大夫；虽然马主任给人的感觉有点凶，不过她的内心是非常友善的，医术也杠杠的，不要被表面现象迷惑。"

这三位医生，用她们的职业生涯实现了不负韶华，是移植界最可爱、最可敬的人。

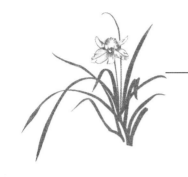

老年人的生命观

——从我的公公婆婆谈起

　　我先生有4个兄弟姐妹，老大是哥哥，中间是两个姐姐。婆婆在怀我先生时不想再要了，只是当时做人流需要好多手续，没有做成。不过如果生下来是个女孩，我婆婆也会坚决送给别人的。所以我先生比较命大，或者说比较热爱生命。公公婆婆是河北宣化农村出来的。公公中学考上了北京四中，因为家里穷供不起他上大学，后来参加了革命。平时，公公基本不和子女讲他的工作。不过总是强调他没有整过人。当然在那个时代不整人和不革命在有些单位是画等号的，于是他就在"文化大革命"期间被下放到某部的湖北五七干校。我婆婆更加悲惨，在"文化大革命"期间单位分成两派，婆婆参加了造反派，结果却被造反派和保皇派两派整。婆婆带着两个女儿和我先生先后去了某部的江西五七干校和河南五七干校。在那个时候，中央部委的五七干校因为部委的性质不同，得到的地方支持也不一样。公公所在的部委对地方帮助不大，没有肉吃，结果害得大哥患上了急性肝炎。婆婆所在的部委相对好很多，她所在的干校饮食营养比大城市都好。

婆婆家族过去是大家族，后来被土匪多次抢劫绑票，到婆婆的爷爷那一代已经是小户人家了。不过家族鼓励后代学习，我婆婆当时小学毕业，也是因为没有钱，上不起中学。不过我婆婆极为好学好思考，所以虽然学历不高，但是对问题的认识却很深，尤其是在医学素养方面。她的名言是"牙疼拔牙，头疼割头"。举个最简单的例子，现在皮肤被划破了，用个创可贴就好了。过去创可贴没出现之前，西医是用好多层纱布遮盖伤口，橡皮膏井字形压住，唯恐感染。婆婆认为把伤口遮住，容易捂出汗，反倒容易感染，她就简单地用紫药水，尽快把伤口封上就好。20世纪50年代全国也出现过大流感，婆婆让全家人戴口罩，结果家人都没有被染上感冒，所以现在家里总是常备口罩，无论是过去的非典还是现在的新冠，一家人都不恐慌。她对营养、健康的认识到现在还是超前的，"文化大革命"前机关干部看病用三联单，不花钱。她所在部委福利较好，有一个针对孩子的政策，每个孩子每个月交一元钱，就可以享受三联单待遇，我婆婆拒绝了这个福利。她说把一元钱买肉吃了身体好，不得病。

那时候大家营养都不够。医院也没有现在这么多检查仪器，很多病只能剖腹探查。有一段时间婆婆肚子疼得特别难受，医生就是查不出来，后来实在没办法了，北京一家很有名的医院决定进行"破腹探查"，结果诊断是"阑尾炎"，马上就要穿孔了。手术之后不让吃东西，那时候输液只有葡萄糖，也不像现在可以静脉高营养。输了几天液后我婆婆的手都抬不起来了，她就和护士说，能不能给她喝点小米粥，婆婆喝了小米粥后很快就能动起来了。

当然在今天，以碳水化合物为主的饮食很容易导致一些人贫血，据有关部门统计，中国有60%的老人贫血。这应该和老人的饮食结构有直接关系，仅仅服用硫酸亚铁或者类似的药物应该是解决不了根本问题的。

　　婆婆独自带着三个孩子首先去的是江西五七干校。干校坐落在深山脚下。去之前婆婆准备了很多药，不仅派上了用场，而且还培养了孩子们的医学素养。后来从江西干校挪到河南干校后，因为三个孩子逐渐长大，尤其是大姐高中毕业，牵涉北京插队落户的难题。婆婆压力骤增，在长期失眠后，终于有一天突然出现了心率过速，濒死感，全身冒虚汗，虽然心电图正常，仍然被当地医生诊断成"冠心病"。以后的岁月里，每当出现这样的症状，都认为是"冠心病"所致。婆婆的后半生也完全被这个误诊给毁掉了。她的孩子们生活轨迹和思维模式也因此被改变了很多。婆婆被这个诊断误导，不敢吃鸡蛋和肉，身体每况愈下；硝酸甘油不管用，家里常备着两个氧气袋，最后睡觉都只能抱着枕头坐着打盹。不过婆婆一生都在抗命，她不想就这样等死。她广寻中医，终于被中药治好了饭后胃胀的症状，能够躺着睡了。这种心率过速、濒死感的症状现在又变成了焦虑症、惊恐发作、更年期综合征，等等。

　　婆婆不全相信西医，但是被"冠心病、糖尿病"所恐惧，长期以素食为主，首先是缺钾缺钠，然后出现心肌缺血症状，紧接着因为一系列事情的打击，85岁时她的大脑终于承受不了多年来的各种创伤，出现了老年痴呆。没过多久突然全身瘫痪，不能言语。虽然依靠鼻饲维持了一年的生命，最后还是因为肺部感染去世了。她生前一直不完全相信西医，实际上她也是被西医误诊所害，但是她仍然希望祖国医学的发展，早早决定将遗体贡献给医学事业。因为她的儿媳，也就是我毕业于首都医学院，于是遗体捐给了首都医学院。

　　相对于婆婆的革命性，公公自从参加革命后就把一切交给党。在医学上属于依从性好的病人。他会按时服用降血压和降血糖的药物，一直在和便秘和睡眠做斗争。在婆婆心肌缺血，出现老年性痴呆后，他开始意识到了营养的重要性以及用食品解决便秘和睡眠问题，彻底淘汰了三黄片、开塞露。我公公也要求死后捐献遗体。他是一个彻底的革命者，不认为坟墓能够一直保存下去。我公公一直生活自理，唯恐自己像我婆婆那样在床上躺着生不如死。他去世是瞬间走的。我先生的二姐是原北京医学院毕业的，所以公公的遗体捐给了北京大学医学部。现在他们两人和其他遗体捐赠者的名字都镌刻在北京常青园公墓的"生命"纪念碑上。

应该说我公公婆婆和中国很多父母不太一样。他们对待死亡很坦然，只是生前唯恐孩子们不能独立生活，所以他们从不主动帮孩子。除了逢年过节，他们平时就固定做两个菜。孩子们去看他们，他们也不会多做。要么孩子们多做菜，要么去餐馆买现成的。他们从不侵占组织利益。我婆婆和公公吃同一种药，公公可以百分之百报销，婆婆只能百分之九十，他每次去医院拿药也要挂两个号，拿各自的药。我曾经工作的医院离他们很近，甚至他有段时间要去我工作的科室拿药，他也不会主动让我帮着拿药，以至于科室的同事觉得很奇怪，说"你公公怎么不让你顺带手拿药"，好像觉得我们关系不好。实际上公公婆婆的独立性很强，也培养了我的独立意识。在我打算换医院，基本上再也不能就近帮助他们时，他们也是鼓励我发展，不让我产生他们会依赖我的想法。

中国大部分医生基本上一生在一家医院工作，除非到其他医院做中、高层领导。我在医生阶段调换了5家医院，而且还从事内外科的医疗工作。应该受到了公公婆婆的一些影响，就是追求独立地解决问题，根据患者需要解决问题，不拘泥于科室的具体分工。我认为，很多时候需要主动承担责任，真正地尊重生命，满足患者的需要，而非被条条框框所限制。

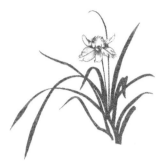

记朝阳医院的中国援非医疗队

经济的发展离不开粮食和矿产资源。在当今地球七大洲中，唯有非洲极具发展潜力。美国对非洲劳动力的掠夺和欧洲对非洲殖民地财富的掠夺以及弱肉强食的文化灌输导致非洲在各方面都落后于其他洲。现在中国从非洲购买到大量农作物和各种矿产资源，基础就是毛主席及老一辈领导人的高瞻远瞩。尽管20世纪60年代中国并不富裕，但还是在各个领域援助非洲。我公公曾经承担援非建立纺织厂的任务，在非洲待了半年时间，经常和我们说的就是非洲的教育非常落后，所以方方面面都发展不起来。

所幸的是因为中国政府从1963年就开始派医疗

队援助非洲，随着国内医学水平的发展，在提供医疗救助的同时也开展了医疗教育工作。这方面做得比较典型的是朝阳医院副院长李晓北博士。他作为队长率领中国第26批援几内亚医疗队于2017年7月起在位于几内亚首都科纳克里的中几友好医院进行为期18个月的医疗援助工作。在医疗方面他们成功实施了中几友好医院第一例开胸巨大肺囊肿切除术，第一例人工髋关节置换术，成功完成了首都科纳克里特大交通事故抢救工作，等等。中国医疗队不仅将先进的医疗技术带到了受援国，而且还带去了中国的传统中医药、针灸、按摩以及中西医结合的诊疗方法，成功治疗了一系列疑难杂症，创造了一个又一个医学奇迹。

最重要的是李晓北和医疗队的精准援非——为了培养当地医学人才，开启"一对一"导师制，明确每位中国医疗专家（导师）与几方医疗骨干（学员）的"一对一"指导关系。医疗队通过几项举措更好地实现了"授人以渔"，为当地培养了一批掌握规范技术，可以独当一面的人才队伍。

医疗队创建中几友好医院创伤救治中心和汉语

培训中心；为纪念中国向几内亚派遣医疗队 50 周年，成功举办了首届中国—西非医学论坛等系列活动，为中几友好医院长期发展搭建新平台，也为援外医疗树立了典范，同时工作业绩赢得了几内亚政府和民众的信任和肯定。

2018 年 12 月 26 日，几内亚总统阿尔法·孔戴在总统府向中国第 26 批援几医疗队队长李晓北授予几内亚国家荣誉勋团军官勋章，以表彰他为促进几内亚卫生事业发展、巩固几中两国友谊所做出的重要贡献。

我认识晓北多年，他是优秀的中国共产党党员，所受的荣誉是当之无愧的。应该说非洲的环境和条件完全无法和现在的中国，尤其是北京相比。晓北和完全由朝阳医院 19 名专家组成的援非医疗队在几内亚坚持 18 个月的工作，享受不到靠近朝阳医院的三里屯夜生活，顾不上家庭，全力以赴地工作，正是中国医务工作者舍个人、小家为国家的光辉写照。他们给非洲人民带去的不仅仅是医学，当五星红旗首次飘扬在医疗队驻地上空时，他们内心感到无比自豪和骄傲："我们是白衣外交官，红旗下的我们在这片天空下代表着中国，代表着北京，代表着每一位坚持非洲医疗战线的友好使者。"他们以实际行动诠释了"人类命运共同体"的内涵。

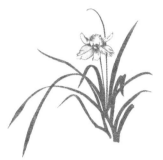

佑安人永远靠得住

　　和 17 年前突然而来的非典一样，2020 年年初的新冠再一次改变了人们的日常工作和生活。北京佑安医院作为一家全国著名的传染病医院，有着悠久的历史和光荣的传统，每当疫情发生时，国家和北京市的卫生部门首先就会想到北京佑安医院。因为北京佑安医院不仅有优秀的专业传染病医护人员，而且它还坐落在北京市区二环路边上，非常适合及时收治其他医院转送的确诊、疑似患者。

　　一般人都会对传染病医院产生恐惧心理，唯恐被传染上莫名其妙的疾病，比如通过血液传染的乙肝和丙肝，血液和体液传染的各种性病和艾滋病，通过呼吸道传染的各种肺炎，等等。实际上传染病医院有严格的消毒感控程序，很多危害极大的病毒，比如 2003 年的 SARS 和 2020 年的新型冠状病毒，只要勤消毒就不可能让它们存活危害人类。所以戴口罩、勤洗手、不要揉眼抠鼻，注意个人卫生、注意营养和休息。第一减少了接触各种病毒的机会，第二即使偶尔接触上了漏网微量病毒，人体免疫系统也会立刻杀死它们。

传染病医院的医护人员真正的传染风险是针对已被传染的患者进行手术治疗，不仅近距离接触患者呼吸系统排出的气体，而且还接触患者的血尿。比如为乙肝患者动手术、为艾滋病患者做血液透析，等等。不过佑安医院的医护人员技术高超，严格遵守感控程序，被感染的可能性微乎其微。当然意外总会发生，这就意味着佑安医院及其他传染病医院医护人员具备伟大的牺牲精神。

在 2020 年新冠开始输入到北京后，佑安医院立刻启动呼吸传染病房，要求进入病房的医护人员在五个星期内不能离开病房。全院医护人员争先恐后支援呼吸传染科。一批批进驻感染和疑似病房的医护人员，一个个生物医学实验室工作人员以及科研人员付出了心血，正是他们用热血浇灌的生命之树，筑起了一道道面对疫情的坚实防线。在佑安医院重症病房的医生和护士是来自多家医院的联合部队，面对复杂的危重患者，建立了危重症流程、规范操作、统一标准；对危重症新冠肺炎患者进行俯卧位通气、气切术、气管镜，辅佐 ECOM 联合 CRRT 治疗，全市各专业最优秀的专家云集佑安，援助佑安战疫情。佑安医院中西医结合中心李秀惠教授、汪晓军主任先后深入病房，获得了新冠患者第一手中医征候资料并辩证施治，确定了针对普通型新冠肺炎的"佑安新冠一号方"，针对重型新冠肺炎的"佑安新冠二号方"，针对恢复期的"佑安新冠三、四号方"，"佑安医院经验"为北京市中医管理局新冠肺炎中医诊疗方案的修订做出了重要贡献。细心指导，佑安医院营养师始终在患者身旁，永远为患者的健康保驾护航。佑安医院血液净化中心的团队严防死守，确保透析中心的"零感染"，佑安医院的肝移植、麻醉科团队不忘初心，悬壶济世。他们用自己的行动诠释着：他们是新时代最可爱、最可敬的人！

有你们在，佑安的阵地在！

　　佑安医院和全国其他传染病医院一样，一切以国家大局为重。大规模传染病就是和平时期最危险的敌人，只有以坚决的革命精神、严格的遵守纪律才能战胜它们。我们的医护人员为大家，舍小家，默默地奉献着自己的青春和才华。他们和全国医护人员一样，为祖国人民守护着生命安全，为经济发展提供可靠的保障。作为"佑安人"一定会不负韶华，在党中央和北京市医管局的领导下，院党委带领全院职工完全有信心、有能力，彻底打赢这场疫情防控阻击战！